T0036683

En paz con la comida

JENNI SCHAEFER
y Thom Rutledge

En paz con la comida

Traducción de
Rosa Pérez Pérez

Grijalbo

Este libro presenta diversas ideas y sugerencias. Ni la editorial ni la autora ofrecen en estas páginas servicios psicológicos, médicos o profesionales. La autora no es médica ni psicóloga y, a menos que se indique lo contrario, la obra muestra su opinión y pretende proporcionar material útil e informativo sobre los trastornos de la conducta alimentaria; en ningún caso sustituye la orientación médica o psicológica profesional. Antes de seguir cualquiera de las recomendaciones médicas, dietéticas o terapéuticas mencionadas aquí, consulte a un médico, dietista titulado o terapeuta profesional.

Para proteger el anonimato se han cambiado los nombres de algunas personas mencionadas, así como ciertos detalles descriptivos. De igual modo, para garantizar la privacidad, algunos acontecimientos y personajes son una combinación de varios hechos o personas reales.

Papel certificado por el Forest Stewardship Council®

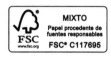

MIXTO
Papel procedente de
fuentes responsables
FSC® C117695

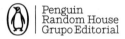

Penguin
Random House
Grupo Editorial

Título original: *Life Without Ed*

Primera edición: mayo de 2022

© 2004, 2014, Jennifer Schaefer
Edición original publicada por McGraw-Hill Education en 2004.
Todos los derechos reservados
© 2022, Rafael Santandreu, por el prólogo
© 2022, Penguin Random House Grupo Editorial, S. A. U.
Travessera de Gràcia, 47-49. 08021 Barcelona
© 2022, Rosa Pérez Pérez, por la traducción

Printed in Spain – Impreso en España

ISBN: 978-84-253-6223-1
Depósito legal: B-5.308-2022

Compuesto en M. I. Maquetación, S. L.

Impreso en Black Print CPI Ibérica, S. L.
Sant Andreu de la Barca (Barcelona)

GR 6 2 2 3 1

A mis maravillosos padres,
Susan y Joe Schaefer

Índice

1

PEDIR EL DIVORCIO
Separarse de Tece

2
¿NO ES POR LA COMIDA?
¿Qué papel desempeña la comida?

3
ESPEJITO, ESPEJITO...
¿Realmente la delgadez lo es todo?

4

UNA MONTAÑA RUSA

Los intríngulis de la recuperación

5

EL ÚLTIMO CARTUCHO DE TECE

Sobrevivir a las recaídas

6

LA CRUDA VERDAD
Tomarse en serio la recuperación

7

CRÉETELO
Lo más importante

EPÍLOGO

Diez años después

Prólogo

de Rafael Santandreu

El libro que tienes en las manos probablemente sea la mejor guía para superar la anorexia escrita por una expaciente. Y es, sin duda, una historia de éxito.

Jenni llegó a estar obsesionada por adelgazar, y en el peor momento de la enfermedad su vida mental era un caos absoluto. Llegó a pensar que iba a volverse loca.

Pero ahí está ahora: feliz, libre de todo eso, ayudando profesionalmente y dando charlas por el mundo para expandir la noticia: cualquiera puede superar un trastorno alimentario. Tú también. No es complicado. Aunque sí duro.

Tendrás que aprender a hablarle a tu mente. Aprender a dominarla para que deje de ser ese tirano caprichoso y autodestructivo que ha sido hasta ahora y se convierta en tu mejor amiga.

Cuando lo consigas, la vida volverá a ser maravillosa, llena de oportunidades para disfrutar, amar y construir algo bello.

Soy consciente de que, por difícil que parezca, cualquier trastorno alimentario se puede superar. Y lo sé porque lo he visto con mis propios ojos.

En mi consulta hemos acompañado a cientos de chicas (y a algunos chicos) en ese maravilloso camino de crecimiento personal. Y sé que lo único que se necesita es una buena guía y grandes dosis de determinación. Y repito: no hay nadie en el mundo que no pueda hacerlo, porque la mente funciona así. Si aplicas este método durante el tiempo suficiente, te transformas. Disfruta de este libro que ya es un clásico. Siente su ternura, pero también hazte con su poder. En sus páginas hallarás las claves de tu liberación y tu nueva fuerza.

RAFAEL SANTANDREU, psicólogo y autor de
El arte de NO amargarse la vida y *Sin miedo*

Prólogo

de Thom Rutledge

La noche en que conocí a Jenni Schaefer, destrozó un cojín. El relleno de algodón y la tela quedaron esparcidos por toda la sala de terapia de grupo, y ella parecía bastante aliviada. Estaba hablando de su trastorno de la conducta alimentaria y todo lo que le había arrebatado.

—¿Qué sientes ahora? —le pregunté.

—Furia —respondió sin más.

—Describe esa furia —dije.

Mientras Jenni buscaba las palabras, me fijé en algo más importante que su lenguaje verbal. Al hablar, no paraba de abrir y cerrar las manos como si estuviera estrujando un objeto invisible.

—¿Qué sientes en las manos? —pregunté—. Veo mucha energía contenida ahí.

Jenni se quedó en silencio y se concentró en las manos, que en ese momento eran dos puños.

—Enfado, mucho enfado —respondió.

—¿Qué quieren hacer tus manos?

—Romper algo —respondió tan rápido que hasta ella se sorprendió.

Poco después, un cojín en perfecto estado dio su vida para que Jenni pudiera empezar a recuperarse.

Jenni se zambulló en el trabajo de recuperación de su trastorno de la conducta alimentaria. Mis pacientes no suelen hacer algo tan atrevido como destrozar parte de la decoración de la sala en su primera sesión de terapia de grupo. Pero esa primera noche Jenni estaba lista; Jenni quería hacerlo.

El hecho de decidirse no garantiza el éxito de la recuperación. El camino que Jenni tenía por delante no era llano. Tropezaría y muchas veces se caería de bruces —y de culo— durante el recorrido. Pero su determinación estaba ahí. Jenni no siempre era consciente de ello, pero yo sí. Aquella joven estaba decidida a avanzar en su recuperación y no mirar atrás.

Mi trabajo con Jenni siempre ha sido agradable. Y era más fácil porque se esforzaba mucho. Durante las sesiones siempre tomaba apuntes, pero de algún modo eso no la distraía. Aunque describía el cuaderno como su libro de autoayuda personalizado, al principio no se le ocurrió que podía escribir un libro sobre cómo recuperarse de un trastorno de la conducta alimentaria. Después de todo, estaba en Nashville para cumplir su sueño de cantar y componer canciones.

Ahora sé que aquellos apuntes han valido la pena, no solo para Jenni, sino también para ti.

Tienes en tus manos un libro sumamente práctico. Si padeces un trastorno de la conducta alimentaria, *En paz con la comida* puede mostrarte la salida. Si quien lo sufre es un ser querido, *En paz con la comida* puede ayudarte a entender lo que antes escapaba a tu comprensión. Y si eres un profesional de la salud mental, *En paz con la comida* puede llevarte al interior de la mente de una persona con un trastorno de la conducta alimentaria y enseñarte más que ningún artículo científico a tratar esta insidiosa enfermedad.

En paz con la comida no se parece a ningún otro libro sobre el proceso para recuperarse de un trastorno de la conducta alimentaria. Tiene dos características importantes de las que carecen casi todos los estudios sobre el tema. En primer lugar, es a la vez esperanzador y realista. Dado que tener un trastorno de la conducta alimentaria es una experiencia muy frustrante (y me quedo corto), no es fácil que coexistan estos dos elementos. Jenni cuenta su experiencia y reconoce las dificultades que conlleva la recuperación sin dejar de ser el rayo de esperanza que, con su ejemplo, ofrece a los lectores: «Si yo puedo, tú también». Para quienes pensáis que los demás pueden recuperarse de esto, pero vosotros no, creedme cuando os digo que Jenni Schaefer pensaba lo mismo no hace tanto.

Además de ser práctico, realista y esperanzador, *En paz con la comida* tiene otro elemento muy importante que solo ha asomado con timidez en otros libros sobre trastornos de la conducta alimentaria: sentido del humor.

En nuestra cultura sin matices de gris, el humor relacionado con estos trastornos o no ha existido o ha sido de mal gusto, ofensivo, y se ha llegado a insinuar que se trata de una enfermedad provocada por una vanidad extrema y que las personas que la sufren son superficiales y carecen de valores. Nada más lejos de la realidad. Quienes padecen un trastorno de la conducta alimentaria figuran entre las personas más inteligentes, competentes, creativas y divertidas que conozco. Y en sus reflexiones sobre sí mismas y el mundo que las rodea lo son todo menos superficiales.

A fin de encontrar un término medio con respecto a este tema, las lecciones e historias de Jenni encierran un humor que ni minimiza las dificultades —las suyas, las tuyas o las de cualquier otra persona— ni las ridiculiza o las censura. El humor de *En paz con la comida* proviene de la perspectiva que Jenni adquirió estando ahí, al pie del cañón. Además, el humor en el trabajo de crecimiento personal es eso: la perspectiva que confiere la experiencia.

Así pues, te invito a conocer a una joven extraordinaria que te contará secretos que muchos de vosotros creíais —al menos hasta ahora— que solo son vuestros.

Te animo a sacar provecho de los breves apartados de *En paz con la comida*. Lee un poco de aquí y de allá, sin un orden concreto. Identifícate con lo que Jenni tiene que contar, prueba algunos ejercicios y toma apuntes en un diario personal. Pero procura no presionarte demasiado. Léelo en pequeñas dosis. No te des un atracón. Mastica despacio y digiérelo a tu ritmo. Y, por supuesto, no te prives de su sabiduría.

No añadas este libro a tu lista de obsesiones. Léelo, reléelo, descansa y retoma la lectura. Cuando te sientas con ánimo, cuéntale a un amigo lo que estás aprendiendo sobre ti misma.

Goza. Crece. Y trátate bien por el camino.

THOM RUTLEDGE

Introducción

Nunca he estado casada, pero me considero felizmente divorcia-
da. Tece y yo vivimos juntos más de veinte años. Me maltrataba,
era controlador y nunca vacilaba en decirme lo que pensaba:
que todo lo hacía mal y cómo tenía que comportarme. Lo odiaba, pero era incapaz de dejarle. Tece me convencía de que lo
necesitaba y de que sin él era patética, que no tenía nada de especial... Me decía que se preocupaba por mí, que lo hacía por mi
bien, pero siempre se volvía en mi contra. Jamás cumplía sus
promesas. Cuando toqué fondo física y emocionalmente, decidí
divorciarme de él.

Deja que te hable un poco más de Tece. No es un novio del
instituto. No es un cretino con el que empecé a salir en la universidad ni un chico que conocí en la cola del supermercado (aunque pasa mucho tiempo en ellos). El nombre de Tece proviene
del acrónimo TCA, que significa «trastorno de la conducta alimentaria». Tece es mi trastorno de la conducta alimentaria.

Quizá reconozcas a Tece como la vocecilla interior que te
susurra «Solo tienes que perder unos kilos» o «¿Sabes cuántas
calorías tiene eso?». Tece te mira desde el espejo y te dice que
deberías estar descontenta con tu aspecto. Nos habla a todas.
Mientras algunas estamos demasiado enredadas en una rela-

ción con él, otras solo lo ven de vez en cuando. Tanto si estás casada con Tece como si solo mantienes un flirteo con él, este libro es para ti.

Rompí con Tece, mi trastorno de la conducta alimentaria, gracias al enfoque que me enseñó mi psicoterapeuta, Thom Rutledge, que consiste en verlo como a un ser distinto con ideas propias y una personalidad separada de la mía. En una de mis primeras sesiones de terapia, Thom acercó una silla y me pidió que le hablara como si él fuera mi trastorno de la conducta alimentaria. No reaccionó cuando lo miré como si estuviera loco, y añadió: «Si tu trastorno de la conducta alimentaria estuviera sentado en esta silla, ¿qué le dirías?». Bueno, el profesional era él; le pagaba para que me ayudara, así que decidí probar. Miré la silla y dije: «¿Por qué intentas controlar todo lo que hago? ¿Por qué no me dejas en paz?». En los breves momentos que me llevó formular esas dos preguntas, noté que me distanciaba un poco de mi trastorno y me sentó muy bien. Durante toda la sesión, continué conversando con mi trastorno. Antes de que acabara la hora, me refería a él como si fuera un hombre y, por primera vez, tenía la sensación de que acababa de dar un paso hacia la libertad.

A diferencia de como me sentía al salir de sesiones con otros terapeutas y psiquiatras, aquel día me fui de la consulta de Thom con una clara sensación de esperanza. El hecho de haberme podido distanciar un poco de Tece durante su sesión demostraba que podía recuperarme. Nunca había notado esa separación con otros terapeutas. De hecho, a menudo salía de sus sesiones sintiéndome inútil y más atrapada en mi trastorno. Me pasaba la hora llorando y hablando de lo frustrada que estaba. Ninguno me dirigió nunca hacia estrategias positivas que me ayudaran a combatir mi trastorno. Por supuesto, algunos de aquellos profesionales me daban consejos, pero tendían a ser poco realistas y no abordaban la verdadera causa del problema. Por ejemplo, un psiquiatra insistió en que todo se resolvería si volvía a estudiar y me sacaba una segunda licenciatura en Gestión musical. Estaba seguro de que eso me ayudaría a modificar mis conductas con la comida. En realidad, informarme sobre universidades y hablar con los orientadores solo sirvió para estresarme y no me permitió dedicarme de lleno a mi trastorno. Así que ya puedes imaginarte mi alivio cuando Thom me enseñó un enfoque terapéutico que me llevaba a hablar directamente con mi problema. Fue increíble decirle por fin lo que pensaba de él. Por un momento, me sentí Jenni, una persona a la que llevaba tiempo sin ver.

Como muchas de las personas que utilizan este enfoque, mi trastorno de la conducta alimentaria es hombre. De todas las personas que han formado parte de mi grupo de terapia a lo largo de los años, solo una mujer se ha referido a su trastorno en femenino. Si el tuyo es mujer, puedes llamarlo Ana (abreviatura de *ana*-rexia) o Mia (abreviatura de buli-*mia*) mientras lees este el libro. Lo importante es que empieces a separarte de él o de ella.

Empleo el término «divorcio» para describir mi separación de Tece por una analogía que aprendí en terapia entre la relación de una mujer con su trastorno de la conducta alimentaria y un matrimonio en el que el marido es un maltratador que controla a su mujer, incluso le pega. Como una esposa maltratada que teme dejar a su marido, una mujer con un trastorno de la conducta alimentaria tiene miedo de superar la enfermedad. A menudo, solo conoce eso. Las mujeres con un marido maltratador suelen esconder sus moretones de amigos y familiares igual que las mujeres con un trastorno de la conducta alimentaria esconden sus heridas de guerra. Esas esposas solo empezarán a sanar cuando den el primer paso y decidan divorciarse de su maltratador. Y es la única forma en que una mujer con un trastorno alimentario podrá saborear la libertad en su vida. Si nunca has estado casada, imagina la separación de Tece como romper con tu pareja o cortar lazos con tu mejor amigo. Una vez más, no olvides distanciarte.

En terapia he aprendido que recuperarme no es eliminar mi trastorno de la conducta alimentaria, sino modificar mi relación con él. La que mantenía con Tece cambió en el curso de nuestra separación, de igual modo que la que tiene un matrimonio se transforma durante el divorcio. Para cambiar mi relación con Tece tuve que aprender a dar un paso atrás y separarme de él. Dejé sitio a mi propia opinión, lo que me dio la oportunidad de enfrentarme a Tece. Me di cuenta de que la obsesión con la comida y la censura respecto al cuerpo venían de Tece, no de mí. Hasta hoy, recuperarme consiste en hacer sitio para que exista mi verdadero yo.

Mis primeros recuerdos de Tece son de cuando tenía cuatro años. En clase de danza, se burlaba de mí porque era la niña más grande de la sala. Me decía que tenía las piernas gordas porque los muslos me rozaban. Cuando salía al escenario, no me importaba clavar la coreografía. Solo me importaba lo delgada que me hacía el vestido. En primaria, me obsesioné cuando no me dejaron ponerme en primera fila —la fila de los niños menudos— para las fotos de la clase. Tece me lo aclaró: «Estás detrás porque eres gorda. Si fueras delgada, estarías delante». Es curioso, no hay ninguna prueba fotográfica de que tuviera kilos de más. Las fotografías demuestran que era más alta que los niños de la primera fila. Pero Tece no me decía que fuera más alta, solo gorda. Ya de niña, empezó a restringir lo que comía, y no me dejaba probar los dulces: nada de tarta en Acción de Gracias ni en mi cumpleaños, y ni un caramelo en Halloween. En secundaria, Tece me prohibía comer a mediodía. Cuando ensayaba con el coro, me obligaba a no despegar los ojos de los espejos de la pared para ver quién era la más delgada del grupo. Me decía que, si quería triunfar como cantante, debía perder kilos. En la universidad, restringió lo que comía de forma drástica. Al final, me obligó a comer muchísima comida. Para seguir delgada, me convencía de que me purgara, lo que significaba provocarme el vómito, ayunar o hacer ejercicio en exceso. A Tece le encantaba ese ciclo de atracones y purgas. Durante un atracón, no era raro que cogiera el coche a la una de la madrugada para ir del Taco Bell a McDonald's y de ahí a otro establecimiento de comida rápida o que comiera las galletas que había tirado a la basura. Tece controlaba mi vida.

Separarme de él no fue fácil. Durante mi recuperación aprendí a preguntarme: «¿Es lo que pienso yo o lo que piensa Tece?». Mi respuesta solía ser «Tece». Siempre sabía lo que él pensaba, pero tenía que indagar mucho para averiguar qué ocurría en la mente de Jenni. Me di cuenta de que conocía muy bien a Tece, pero a menudo parecía que ni siquiera me hubieran presentado a Jenni.

En un primer momento, me limité a distinguir la voz de Tece de la mía. Al principio estaba de acuerdo con todo lo que decía. Si me llamaba gorda, pensaba como él. Si decía «Ve al supermercado», iba. Si me pedía «Come hasta que te diga que pares», lo hacía.

Poco a poco, empecé a estar en desacuerdo con Tece, pero seguía obedeciendo sus órdenes. En muchos aspectos, me sentía más débil que nunca. Si Tece me decía que no debía comer a mediodía, sabía que se equivocaba, pero no lo hacía. En esa etapa, además de sentirme débil, tenía la sensación de estar volviéndome loca. Sabía lo que me convenía, pero nunca lo hacía. Jamás me había considerado una persona fácil de controlar, pero era justo lo que sucedía. Como parte de la terapia, llevaba un diario. Aprendí a escribir diálogos entre Tece y yo. Para ayudarte a diferenciarte de tu Tece, incluiré diálogos a lo largo del libro. He aquí un ejemplo:

TECE: No me puedo creer que vayas a comer.

JENNI: He quedado con mi amiga. No tengo otra opción.

TECE: Cuando toque pedir de la carta, yo me ocupo.

JENNI: (asintiendo con la cabeza) Muy bien.

TECE: Comichearemos y esconderemos comida bajo las servilletas.

JENNI: Vale.

Con perseverancia y una determinación cada vez mayor, avivada por mi creciente frustración, empecé a desobedecer sus órdenes. Aquí tienes otro ejemplo de diálogo con Tece:

TECE: Jenni, sé que te sientes fatal. Para dejar de verlo todo negro, ve a la máquina expendedora y come hasta más no poder.

JENNI: No es cierto. Si lo hago, acabaré sintiéndome mucho peor.

TECE: Notarás alivio. Te calmarás. Si te das un atracón, dejarás de sentirte mal, como siempre.

JENNI: Si te hago caso, taparé momentáneamente lo que siento. Después me sentiré culpable, avergonzada y enfadada, y seguiré igual de mal.

TECE: Deja de contradecirme. Ve a la máquina y escoge algunos de tus tentempiés favoritos.

JENNI: No. En vez de los tentempiés, prefiero llamar a alguien que sepa por lo que estoy pasando para que me ayude. Ya no te necesito.

Este diálogo, un ejercicio que puede ser muy útil para separarse de Tece, se ha incluido como uno de los ejercicios terapéuticos de Thom que encontrarás al final del libro. En él hace sugerencias y propone ejercicios que han marcado hitos en mi recuperación. No puedo garantizarte que todas las actividades vayan a ayudarte, pero cada una significó un paso importante en mi proceso. Al principio, algunos ejercicios pueden parecerte tontos, y Tece te dirá que son una pérdida de tiempo. Te animo a que pruebes incluso los que te parezcan absurdos. *En paz con la comida* solo incluye las actividades mínimas, tanto que apenas tienen calorías. No te sientas obligada a completarlas todas. En una segunda lectura, puedes aprender mucho de un ejercicio que no te haya parecido útil en la primera. Quédate con lo que te ayuda y deja lo demás.

El formato del libro está pensado para las personas que batallan con un trastorno de la conducta alimentaria. Mientras Tece y yo estuvimos casados, tenía la mente tan ocupada con la comida y el peso que me costaba pensar en nada más. Leer me parecía muy complicado porque me costaba concentrarme y me resultaba casi imposible quedarme quieta el tiempo suficiente para hacerlo. A menudo tenía que releer la misma página una y otra vez. Así pues, pensando en los problemas de concentración que puedes tener, esta obra se divide en píldoras fáciles de digerir. Me he dado cuenta de que es más sencillo mantener la concentración en un apartado corto que hacerlo en un largo capítulo compuesto por montones de páginas de texto.

Otra razón para los apartados breves es que se adaptan a tu apretada agenda. Sé que estás ocupada, porque soy consciente de que los trastornos de la conducta alimentaria consumen tanto tiempo que queda muy poco para nada más. Si eres como yo, te pasarás el día atendiendo a las exigencias de Tece. Los apartados cortos funcionan porque se leen enseguida. En pocos minutos obtendrás una gran cantidad de información que puedes comprender, recordar y aplicar a tu vida. Y serás capaz de leer un apartado completo antes de que Tece te detenga.

Además de los apartados breves, todo el libro está salpicado de humor. Que puedas reírte no significa que el tema no sea muy serio. Durante el viaje nos divertiremos, pero lo que te hará Tece no hará que sonrías; te dolerá. El humor ha sido importante en mi recuperación y me ha ayudado a dejar de creer que nunca me recuperaría, además de brindarme una nueva perspectiva sobre mi trastorno de la conducta alimentaria. Tener la posibilidad de reírme de Tece me permitió tomar las riendas de mi vida.

Aunque esta obra está pensada para personas que padecen un trastorno de la conducta alimentaria, Tece disfruta leyendo todas y cada una de sus páginas. Las leerá contigo e intentará utilizar todo lo que aprenda. ¿Me oyes? Mientras lees, averigua cómo reaccionas ante las ideas que te doy. Aprende a diferenciar sus reacciones de las tuyas. No eres Tece. Él se llevará lo que quiera del libro, pero tu trabajo es mantenerte centrada en lo que necesitas para recuperarte, para vivir.

Quizá te extrañe, pero no intentaré explicarte qué son los trastornos de la conducta alimentaria. Al principio de mi recuperación cometí el error de creer que, si lo entendía, podía librarme del mío. Leí todos los libros sobre el tema. Recurrí a mi licenciatura en Bioquímica y a mi interés por la Medicina para comprender por qué padecía un trastorno de la conducta alimentaria, cómo lo había desarrollado y qué señales químicas me fallaban en el cerebro. Creía que, si lo entendía, podría encontrar la salida gracias a mi intelecto. Me equivocaba. Al final llegué a un punto en el que tuve que mirar a Tece a la cara y pasar a la acción. En este libro comparto mi experiencia, así como la firmeza y la esperanza que por fin rompieron las cadenas que me ataban a Tece.

Este libro trata de dejarse ir, de caer y volver a levantarse, de darse cuenta de que no estás sola. Millones de personas de todo el mundo padecen trastornos de la conducta alimentaria. Aunque la mayoría son mujeres, también los sufren los hombres. Me inclino a pensar que no tenemos un cómputo preciso de la cifra real de varones que batallan con la enfermedad. Hace años, se creía que el alcoholismo era una enfermedad típica de los hombres, ya que las mujeres lo sufrían en silencio. De manera comparable, estoy convencida de que muchos hombres aún no han dado el paso de reconocer que tienen un trastorno de la conducta alimentaria. Verás que en este libro siempre hablo de mujeres porque en mi grupo de terapia —que menciono con frecuencia— solo hay mujeres y, por supuesto, soy mujer. Pero es útil tanto para los hombres como para las mujeres.

Puedes encontrarte en cualquier punto del espectro, entre pensar «No padezco un trastorno de la conducta alimentaria» y «Estoy deseando recuperarme de mi trastorno». Todos se caracterizan por la negación. En mis peores momentos, la gente me abordaba todos días y me preguntaba si tenía anorexia. Yo lo consideraba el mayor cumplido del mundo. Puedes sentirte en dos puntos distintos de este espectro en el mismo día u hora. Quizá experimentes resistencia y sentimientos encontrados. Aun así, te pido que leas este libro de la forma más receptiva posible.

Que haya escrito sobre mi recuperación no significa que esté tan alejada de mi trastorno de la conducta alimentaria que ya no sepa qué es padecerlo. De hecho, como sé lo que se siente, tenía ganas de escribir este libro. Estos trastornos implican una autocrítica constante, una pérdida de la autoestima y un perfeccionismo implacable. Conozco la sensación de estar atrapada por todos ellos, sometida por Tece.

Sé qué es sentirse presionada para estar delgada. En la actualidad, estoy abriéndome camino en el mundo de la música, una industria muy exigente con el aspecto físico. Renuncié a una plaza en la facultad de Medicina para ser cantante. Después de la universidad, dejé a todos y todo lo que conocía en mi Texas natal y me fui sola a Nashville, la ciudad de la música, para perseguir mi sueño, que me decía que debía tener un cuerpo perfecto. Rechacé la oportunidad de ser médica para seguir un camino que no me ofrecía ninguna garantía y acabé frente a frente con mi trastorno de la conducta alimentaria. En Nashville descubrí que la mayoría de las cantantes que triunfaban estaban extremadamente delgadas. Tece me dijo que tenía que ser como ellas. Hasta hoy, me cuesta trabajo no pensar que los artistas tienen que estar más delgados que el resto del mundo.

Me he fiado de Tece una y otra vez, siempre dispuesta a darle otra oportunidad, hasta que descubrí que sus soluciones hacen que me sienta peor. Ya no me fío de él, y estamos divorciados, pero aún tengo algún que otro desliz. Soy una obra en curso, en absoluto perfecta. Pero ahora entiendo que la perfección no es la meta.

Sé lo que es tener un trastorno de la conducta alimentaria y sé lo difícil que resulta superarlo. Como no quiero alargarme en ningún apartado, quizá al leer el libro te parezca que la recuperación ha sido sencilla para mí. En mi empeño por ser concisa, puede darte la sensación de que a menudo soy capaz de vencer a Tece al momento. Por ejemplo, en el primer párrafo de un

apartado, puedo estar viviendo un infierno. Luego, en el terce-
ro, todo es maravilloso y la vida no puede ser mejor. Te aseguro
que mis batallas con Tece nunca han sido fáciles. Aunque el segundo párrafo no sea muy largo sobre el papel, implica mucho
esfuerzo, sudor y lágrimas, ira combinada con depresión, impo-
tencia, una buena dosis de resistencia y quizá varios días dedica-
dos a recuperarme.

Separarme de Tece fue muy difícil, a veces me parecía imposible. Solo tenía que creer en mí y estar dispuesta a caerme una y
otra vez. Y cada una de ellas, tenía que encontrar la fuerza para
volver a levantarme. Thom puede constatar que me caía cada
dos por tres. A veces, tardaba días en levantar cabeza. Pero lo
importante es que al final lo hacía. Es imposible describir con
palabras cómo es superar un trastorno de la conducta alimentaria. Hay que vivirlo para entenderlo.

Ningún libro o programa eliminará tu trastorno de la conducta alimentaria. Para recuperarte, tendrás que comer y dejar de
darte atracones y purgarte. Y deberás separarte de Tece y volver
a conocerte a ti misma o hacerlo por primera vez. Recuperarse
consiste en adoptar una nueva actitud ante la vida, en hacer pequeños cambios que conducen a otros muy grandes. Los que
duran llevan tiempo. Haz lo posible por ejercitar la paciencia.

No intentes hacerlo sola. Yo lo probé y no me dio resultado.
Para avanzar en tu recuperación, tendrás que rodearte de personas
que te ayuden. Mi equipo de apoyo está formado por mis familiares, amigos y compañeras del grupo de terapia. También incluye a
mi dietista, Susan, y a mi internista, el doctor Tucker. Y, por supuesto, a mi psicoterapeuta, Thom. Necesité la ayuda de todas
estas personas para tener la vida maravillosa de la que gozo hoy.

He oído decir que algo, «visto desde fuera, no puede enten-
derse. Desde dentro, no puede explicarse». Es una buena des-

cripción de lo que es un trastorno de la conducta alimentaria. Las personas que no lo padecen no pueden comprenderlo. Es tan improbable que lo hagan como capaces somos de explicarlo quienes lo sufrimos. Durante mi recuperación, mis padres solo pudieron ayudarme cuando todos aceptamos que jamás entenderían lo que Tece me empujaba a pensar y a hacer. A menudo dicen: «No lo entiendo, pero te apoyo». La gente no tiene por qué comprendernos. Solo necesitamos que nos crean. Si le digo a mi madre que me siento gorda, no necesito que me convenza de que no lo estoy. Solo que me crea cuando se lo digo. Ella no entiende lo que se siente, pero me cree. Es lo que preciso.

A veces, durante la recuperación, es difícil ver hacia dónde vas. Tu nuevo estilo de vida parece llevarte por un camino cuyo destino es incierto. Como dice el doctor Tucker: «La dirección es lo importante, no el destino». Céntrate en el buen camino. Si vas en esa dirección, no necesitas preocuparte por llegar a buen puerto. Al leer este libro, estás avanzando en la buena dirección. No te preocupes si das pasos en falso por el camino. He aprendido que todo paso en falso es una valiosa lección siempre que siga andando.

Y mientras sigas andando estarás en el camino de la felicidad, la serenidad y el divorcio (de Tece, por supuesto). Para ello, no necesitarás un abogado caro, un juez ni siquiera un cónyuge. Como he dicho al principio, nunca he estado casada. No, no necesitas un anillo en el dedo para divorciarte de Tece. Lo único es estar dispuesta a seguir pasando páginas en este libro, en tu recuperación y en tu vida. Y cuando llegues a la página que parece una sentencia de divorcio, estarás lista para coger un bolígrafo, firmar y hacerlo definitivo. Serás libre.

Nota especial para la edición del décimo aniversario

Aunque hace un par de páginas acabas de leer que «aún tengo algún que otro desliz», diez años después me alegra decir que ya no es mi caso. Soy más libre de lo nunca creí posible cuando escribí este libro. Por eso he incluido un epílogo en esta edición de aniversario. También encontrarás apartados específicos para los hombres, los seres queridos y los profesionales, así como una auténtica sentencia de divorcio para que la firmes. Lo que no verás son cambios importantes en el contenido original. Aunque en un principio el perfeccionismo me sugería cambiarlo todo —desde los títulos hasta eliminar apartados enteros—, decidí mantenerme fiel a la que era mi realidad cuando escribí el libro. No obstante, para aprovechar la tecnología actual, he añadido algunas ideas nuevas que verás incluidas como breves notas al pie de algunas páginas. (¡Hace una década, los teléfonos solo se usaban para llamar!). Así pues, lo que tienes en tus manos es la experiencia de una veinteañera en las primeras etapas de su recuperación combinada con las percepciones de una mujer completamente recuperada. Si hubiera visto esas dos palabras —«completamente recuperada»— juntas en el manuscrito original de este libro, habría dicho que era una errata. Ahora me siento agradecida de poder decir que es mi vida. Tú también puedes hallar esa libertad. Como he dicho antes (y como dije hace más de diez años), basta con que sigas andando.

Debes hacer lo que crees que no puedes hacer.

ELEANOR ROOSEVELT

1

PEDIR EL DIVORCIO

Separarse de Tece

El primer paso para librarme de Tece fue aprender a distinguir entre él y yo. Tuve que identificar qué pensamientos eran suyos y cuáles míos. A continuación, tuve que aprender a no estar de acuerdo con él y a desobedecerlo. No fue fácil. Requirió tiempo, mucha paciencia y voluntad para seguir intentándolo una y otra vez. La primera parte de este libro te ayudará a diferenciar entre Tece y tú. Adquiere práctica para distanciarte de él y estarás dando los primeros pasos hacia el divorcio.

Declaración de independencia

Atracones, purgas y ayunos. ¿Por qué no podía dejar de darme atracones, purgarme y ayunar? ¿Por qué no era capaz de comer como la gente «normal»? Porque Tece tenía el control. Cada día, intentaba ganarle la partida. Cada día lo intentaba, y cada día perdía. Por mucho que me esforzara, seguía atrapada en la dinámica de atracones, purgas y ayunos. Me prometía no volver a caer en ello, pero antes de que llegase la noche ya había roto mi promesa (a veces antes de que pasase una hora).

Aunque ya me había dado cuenta de que no podía tener la vida que quería si seguía con Tece, no me imaginaba sin él. Así que, durante años, me dije que cambiaría, pero en el fondo sabía que seguiría con Tece. Era inevitable. Lo odiaba y quería librarme de él, pero una pequeña parte de mí se negaba a soltarlo.

A medida que iba conociendo los planes que Tece tenía para mi vida y me conocía mejor a mí misma, cada vez soportaba menos sus mentiras. Tece me decía que la belleza de una mujer residía en su figura y en el número que marcaba la báscula. Tece afirmaba que Marilyn Monroe, en su día considerada un icono de belleza, era gorda porque no estaba tan delgada como las esqueléticas modelos actuales. Según Tece, yo tenía que estar como la Barbie con la que jugaba de pequeña. He oído decir que, si Barbie fuera una mujer de carne y hueso, tendría que andar a cuatro patas por culpa de sus proporciones (tiene el tronco y las piernas tan descompensados y la cintura tan fina que se caería hacia adelante). Tece quería que respondiera a unos cánones poco realistas.

Si conseguía mantenerme lo bastante delgada, Tece me aseguraba que tendría bajo control todos los aspectos de mi vida. Si era lo suficientemente menuda, cabría en la casilla que me correspondiera en cualquier situación. Si no ocupaba demasiado espacio, no estorbaría. Caería bien a todo el mundo. Y, por supuesto, Tece me decía que él me hacía especial y que sin él yo no era nada. Si me quedaba a su lado, me haría ser perfecta en todos los sentidos.

Después de convivir con la realidad de las mentiras de Tece durante demasiado tiempo, tras acabar sintiéndome frustrada y deprimida, y después de tocar fondo, decidí que debía distanciarme de Tece para siempre. Quería comprometerme en firme a separarme de él, así que redacté mi declaración de independencia de Tece. Me basé en la Declaración de Independencia de Estados Unidos y, sorprendentemente, descubrí que no tenía que cambiar demasiadas palabras. Parece que en aquella época Inglaterra era tan déspota con las colonias norteamericanas como Tece lo es hoy conmigo. Se la leí a mis compañeras del grupo de terapia y la firmaron para mostrarme su apoyo. Mi declaración de independencia marcó la primera vez durante mi recuperación que adquirí el compromiso de librarme de Tece. Tras escribir mi declaración seguía teniendo dificultades a diario, pero estaba resuelta a volver a levantarme y cumplir mi palabra.

Hoy mi declaración de independencia está colgada en la pared de mi habitación y lleva las firmas de mis compañeras de terapia de grupo.

Mi declaración de independencia*

Cuando en el curso de los acontecimientos humanos se hace necesario para una mujer, Jenni, disolver los vínculos que la han ligado a Tece y tomar, entre las naciones de la tierra, el puesto separado e igual a que las leyes de la naturaleza y el Dios de esa naturaleza le dan derecho, un justo respeto al juicio de la humanidad exige que declare las causas que la impulsan a la separación.

Sostenemos como evidentes estas verdades: que toda la humanidad está dotada por su Creador de ciertos derechos inalienables; que entre estos están la vida, la libertad y la búsqueda de la felicidad. Que cuando quiera que Tece se convierta en destructor de estos principios, Jenni tiene el derecho a abolirlo e instituir una recuperación que se funde en dichos principios y en la forma que, a su juicio, ofrecerá más probabilidades de alcanzar su seguridad y felicidad. Cuando una larga serie de abusos, dirigidos invariablemente a la misma mujer, demuestra el designio de someterla a un despotismo absoluto, es su derecho, es su deber, derrocar a Tece y establecer su recuperación para su futura seguridad. La historia de Tece está plagada de reiterados agravios que pretenden establecer una tiranía absoluta sobre Jenni. Para probarlo, sometemos los hechos al juicio de un mundo imparcial.

---

* Puedes descargarte la «Declaración de independencia de Tece» en inglés en <JenniSchaefer.com/wp-content/uploads/2013/06/Declaration-of-Independence-2021.pdf>.

- Durante mucho tiempo, Tece no ha permitido que Jenni encuentre la felicidad.
- Tece ha provocado una gran cantidad de atracones y purgas.
- Tece ha destrozado la vida de Jenni y ha perjudicado la de personas cercanas a ella.
- Tece se ha aliado con el perfeccionismo para someter a Jenni a actos ajenos a su constitución.
- Tece ha alentado las insurrecciones domésticas en el interior de Jenni.
- Tece ha bloqueado las emociones de Jenni.
- Tece ha suspendido la mente de Jenni y se ha investido con el poder de legislar en el mundo de Jenni.
- Tece ha privado a Jenni de comida.
- Tece le ha arrebatado los sentimientos a Jenni, ha abolido sus principios más valiosos y ha alterado sus valores.

En cada etapa de estas formas de opresión, Jenni ha pedido justicia en los términos más humildes: a sus repetidas peticiones se ha contestado solo con reiterados agravios. Jenni debe, pues, convenir en la necesidad que establece su separación, y considerar a Tece el enemigo.

Por lo tanto, Jenni solemnemente hace público y declara que es libre e independiente; que queda libre de toda lealtad a Tece y que toda vinculación entre Tece y ella debe disolverse; y que como mujer libre e independiente tiene pleno poder para comer, vivir en paz y realizar los actos y providencias de las personas independientes. Y en apoyo de esta Declaración, con absoluta confianza en la protección de la Divina Providencia, Jenni empeña a su grupo de terapia su vida, su hacienda y su honor sagrado.

Beth Julia Lisa Mary Julie Nikki Heather Laura Jennie Melissa Morgan Kristina Ann Stephanie Stephanie Nikki

Después de redactar mi declaración de independencia y compartirla con otras personas, estaba resuelta a no dar marcha atrás. Me dediqué íntegramente a avanzar y divorciarme de Tece. Sabía que el camino que tenía por delante era largo y difícil —el más difícil que he andado nunca (incluso arrastrándome en algunos tramos)—, pero también que merecería la pena. Y así ha sido.

Separarse

Una noche Tece se deprimió mucho en terapia de grupo. Julie contó que el sábado había roto con él en el cine. Lisa por fin accedió a no abrirle la puerta la próxima vez que fuera a verla y Kelly se comprometió a no dejar que siguiera acompañándola a casa después de terapia. Todas estábamos avanzando en nuestros esfuerzos por separarnos de Tece, a excepción de Eileen, una chica tímida que esa noche se estrenaba en el grupo. Al final de la sesión, nos miró a todas con cara de desconcierto y preguntó: «¿Quién es Tece?».

Nadie le había explicado que Tece era cada uno de nuestros trastornos de la conducta alimentaria. Durante la sesión de noventa minutos, había imaginado que Tece era un cretino con que el que salíamos todas. A menudo olvido lo raro que les parece a las recién llegadas el concepto de Tece. Es verdad que no siempre me ha resultado fácil separarme de él. Después de todo, durante más de veinte años, Tece y yo fuimos uno.

Recuerdo la primera vez que me separé de Tece en terapia de grupo. Estaba hablando de lo horrible que había sido mi semana y rompí a llorar. En vez de ofrecerme un clínex para enjugarme las lágrimas, Thom me dio una careta de Darth Vader y me pidió que me la pusiera. No tenía ni idea de lo que pretendía, pero había visto cosas más raras en terapia de grupo, así que lo hice. Con la cabeza envuelta en el plástico negro, Thom me pidió que fingiera ser Tece. En concreto, me invitó a convertirme en Tece y me dijo que le hablara directamente a Jenni. Eso fue pan comido (nunca mejor dicho). Las frases que surgieron fueron las que llevaba oyendo toda la semana: «Jenni, estás gorda. Nunca te recuperarás. Serás desgraciada el resto de tu vida». Luego me quité la careta e hice el papel de Jenni separada de Tece. Me costó. Gracias a los ánimos del grupo, por fin dije: «Tece, eres un mentiroso. Eres un manipulador y voy a librarme de ti». A través de ese juego de roles, empecé a ver, oír y sentir la diferencia entre Tece y yo.

A partir de ese momento, siempre que hablaba en el grupo, alguien me preguntaba: «¿Quién habla ahora, Tece o Jenni?». Empecé a darme cuenta de la frecuencia con la Tece expresaba su opinión por mi boca. A veces, sacábamos la careta de Darth Vader para que me ayudara a separarme. Hoy ya no necesito a Darth Vader para distinguirnos. De hecho, la careta está en el fondo de un estante de la sala de terapia de grupo y Tece ya no es el centro de mi vida.

Discrepar y desobedecer

Cuando empecé a recuperarme, una conversación típica entre Tece y yo era más o menos así:

TECE: No deberías cenar.
JENNI: Lo sé. No cenaré.

Asumía como verdad todo lo que Tece me decía y siempre le obedecía. Tras muchos meses de recuperación, nuestra conversación pasó a ser:

TECE: No deberías cenar.
JENNI: Te equivocas. Debería cenar, pero soy incapaz.

Aunque no estaba de acuerdo con él, seguía obedeciéndole. Hoy, cuando Tece y yo hablamos, se parece más a esto:

TECE: No deberías cenar.
JENNI: Te equivocas. Debería cenar y voy a hacerlo.

El objetivo último es discrepar de Tece y desobedecerle. A medida que cojas práctica en separarte de Tece, empezarás a dejar espacio a tu opinión, lo que te dará la oportunidad de no estar de acuerdo con él. La idea de llevarle la contraria puede parecerte aterradora y poco realista. Estas reacciones son naturales y comprensibles si tienes en cuenta el poder que Tece ha ejercido sobre tu vida. Pero si sigues viéndote separada de Tece, poco a poco aprenderás a distinguir entre lo que él te dice y lo que realmente piensas tú. Te darás cuenta de que Tece, no tú, piensa que debes darte atracones y purgarte. Encontrarás la parte de ti que quiere abandonar esas conductas y estar sana. Tece quiere que te des atracones y te purgues; tú quieres vivir.

No te preocupes si tardas un tiempo en enfrentarte a lo que te dice Tece. Yo necesité muchos meses para conseguirlo. Tuve que examinar a fondo lo que quería para mi vida y compararlo con sus objetivos antes de darme cuenta de que, de hecho, no comulgaba con sus ideas. Tuve que adquirir mucha práctica para reconocer nuestras desavenencias, y poco a poco aprendí a expresar mi opinión. Aunque requiere tiempo y paciencia, tú también podrás enfrentarte a los pensamientos negativos que te persiguen día y noche.

Cuando te sientas cómoda llevándole la contraria a Tece, el siguiente paso es desobedecerle. No seguir sus reglas me pareció incluso más, mucho más difícil que discrepar de él. Aunque ya no creía todo lo que me decía, continuaba obedeciendo sus órdenes. Seguía dándome atracones, purgándome y ayunando. Si Tece me ordenaba que no cenase, sabía que se equivocaba. Era consciente de que todo mi equipo de apoyo querría que cenara, pero, pese a ello, era incapaz de hacerlo. No podía atajar aquellas conductas. Sin embargo, cuanto más discrepaba de Tece, más aprendía sobre mí misma y más fuerte me hacía. Adquirí un mayor sentido de independencia de mi trastorno de la conducta alimentaria. Poco a poco, fui capaz de desobedecer las órdenes de Tece.

Antes he dicho que el objetivo último es discrepar de Tece y desobedecerle. Como no vivimos en un mundo perfecto, en ocasiones este fin es inalcanzable. Aunque sería maravilloso oponerme a lo que me dice y desobedecerle siempre, esa no es la única manera que tenemos de avanzar en nuestra recuperación. También lo hacemos si estamos de acuerdo con él, pero aun así le desobedecemos. Por ejemplo, a veces, incluso hoy, esta es la conversación que tenemos:

TECE: Estás gorda. No comas.

JENNI: Tienes razón. Hoy me siento gorda, pero aun así voy a comer.

A veces, cuando Tece me dice que estoy gorda, le doy la razón, pero sigo avanzando en mi recuperación si decido desobedecerle. Aunque es posible estar de acuerdo con Tece y seguir recuperándote, obedecerle no es nunca una opción.

Cuando Tece te hable, intenta distanciarte de él, discrepar de lo que dice y desobedecerle. A veces, solo serás capaz de desobedecerle. Eso significa que no eres perfecta. Pero también que sigues avanzando en tu camino hacia la libertad. Llegarás.

Las reglas de Tece

Subí al ascensor con tres personas más. En total, éramos cinco. Sí, he dicho cinco. Tece también iba. En cuanto las puertas se cerraron y empezamos a subir, me susurró al oído: «Enhorabuena, Jenni. Eres la más delgada aquí. Hoy puedes sentirte muy especial». El ascensor se detuvo en el tercer piso y entró una mujer muy menuda. De inmediato, Tece me dijo: «Jenni, esa mujer está más delgada que tú. Estás gordísima. Te has descuidado mucho». En lo que tardamos en pasar de la planta baja a la tercera, me sentí como si hubiera cogido diez o quince kilos. ¿Alguna vez has engordado mientras ibas en un ascensor? Si es así, seguro que conoces una de las reglas preferidas de Tece: «Siempre tienes que ser la persona más delgada, donde sea y cuando sea».

Tece tiene reglas para todo. Algunas son para la ropa: «Tus vaqueros ajustados siempre tienen que quedarte anchos» y «Los días que te das un atracón, ponte ropa holgada». Además, está la regla para aquellas ocasiones en las que comes acompañada: «Siempre tienes que comer menos que las personas con las que estás, sea donde sea». Las reglas de tu Tece pueden ser un poco distintas, pero puedes estar segura de que tiene reglas y espera que las cumplas.

¿Qué ocurre si no lo haces? Cuando no le obedezco, me dice que soy un ser despreciable. Afirma: «Si no haces lo que digo, no triunfarás. La gente te mirará por encima del hombro toda la vida. Nunca desarrollarás todo tu potencial». En cambio, si le obedezco me dice: «Eres muy especial. Estás haciendo lo que no puede hacer la gente "normal". Eres todo un éxito. Si sigues haciéndome caso, tu vida será maravillosa. Siempre tendrás el control». En realidad, debes recordar quién te controla: Tece.

Cuando empieces a intentar separarte de Tece, es importante que antes identifiques sus reglas en tu vida. Debes aprender a distinguir entre sus exigencias y los límites saludables que tú misma te pones. Tienes que darte cuenta de que sus reglas carecen de sentido. Por ejemplo, muchas se contradicen. Un día Tece te dice que no toques el helado o que ni se te ocurra beberte un refresco. A la mañana siguiente te sugiere: «Acábate el medio kilo de helado y bébete tres latas. Come todo lo que puedas hasta que te entren náuseas». Las reglas de Tece están pensadas para dañarnos.

Cuando aprendas a reconocer sus reglas en tu vida, intenta discrepar de ellas y desobedecerlas. Aunque te parezca imposible no estar de acuerdo con una sola de ellas, debes seguir intentando no hacer caso a Tece. Si eres capaz de romperlas pase lo que pase, estarás dando un gran paso para separarte de él. Desobedecerle significa que avanzas en la dirección correcta. Pero no será fácil.

Tece sigue teniendo las mismas reglas de siempre para mí, pero ya no tengo que cumplirlas. Hoy actúo desde una posición de fuerza personal y autoestima positiva. Pido lo que quiero en un restaurante. Llevo ropa cómoda y con la que me siento bien. E incluso puedo montarme en un ascensor sin subir de talla.

Doña Perfecta

Aunque veo a Thom para terapia «individual», en todas las sesiones somos un montón en su despacho. De hecho, no queda un solo asiento libre. Tece se repanchinga en el sofá, mientras que Thom y yo ocupamos dos butacas acolchadas. Y en la silla de madera de respaldo recto está doña Perfecta, sentada con una postura intachable.

Verás, Tece tiene muchos colegas. Thom llama a uno Monstruo de los deberías, que me dice todo lo que debería o no debería haber hecho en la vida. A menudo, oigo a Cronómetro, que controla cómo paso cada minuto del día y se asegura de que cada momento sea productivo. Y oigo a doña Perfecta con su compromiso inquebrantable por cumplir las normas de Cronómetro, prometiendo que me hará perfecta.

Nada está nunca lo suficientemente bien para ella. Me insistió para que mantuviera una nota media de sobresaliente en la universidad. Quiere que le caiga bien a todo el mundo y me insta a no cometer un solo error. Me he dado cuenta de que el constante afán de doña Perfecta por lograr lo imposible no me hace ser mejor persona. Al contrario, me destroza. Igual que me separé de Tece, he aprendido a divorciarme de doña Perfecta.

En terapia, empecé a distinguir mi voz de la suya. Al separarme de ella, aprendí a exigirme menos. Comprendí que es ella —no yo— la que quiere que sea perfecta. Ahora, cuando me enfrento a mi afán por el perfeccionismo, la saludo y converso con ella. Al principio, era más o menos así:

DOÑA PERFECTA: Jenni, esta noche no puedes ir a la fiesta.
JENNI: ¿Por qué no? Estarán todos mis amigos y me apetece mucho.
DOÑA PERFECTA: No puedes ir porque hoy te has dado un atracón. Hoy no has sido perfecta y no te lo mereces. Además, te ves demasiado gorda.
JENNI: Tienes razón. No me merezco ir, y estoy gorda.

Al principio lo único que podía hacer era separarme de doña Perfecta. Sabía distinguir su voz de la mía, pero seguía estando de acuerdo con ella y haciendo lo que me pedía. Hoy, nuestro diálogo se parece más a esto:

DOÑA PERFECTA: Jenni, esta noche no puedes ir a la fiesta.
JENNI: Voy a ir. Estarán todos mis amigos y me apetece mucho.
DOÑA PERFECTA: No puedes ir porque hoy te has dado un atracón. Hoy no has sido perfecta y no te lo mereces. Además, te ves demasiado gorda.
JENNI: Hoy me he dado un atracón, sí, pero eso no significa que tenga que privarme de la diversión esta noche. Y no estoy gorda.

Hicieron falta muchas conversaciones con doña Perfecta (igual que con Tece) para llegar al punto en el que no solo pude separarme de ella, sino también plantarle cara y no dejarme pisotear.

En las sesiones de terapia que sigo manteniendo con Thom, de vez en cuando a doña Perfecta le sigue gustando meter baza. Si Thom dice que estoy avanzando, ella afirma que tendría que ir más rápido. Si estoy contenta por algún triunfo reciente en mi recuperación, ella dice que tendría que haberlo hecho antes. No soy perfecta, claro está. Pero en terapia he aprendido que no tengo que serlo.

Solo debo perseverar. Tengo que seguir poniendo un pie delante del otro a diario. Poco a poco, voy sustituyendo el perfeccionismo por la perseverancia. De hecho, en la recuperación y en la vida, es la perseverancia lo que da verdaderos frutos. Olvídate de la perfección.

Buscar apoyo

Si estuvieras luchando contra el cáncer, ¿intentarías hacerlo sin ayuda? ¿Te negarías a ir al médico, convencida de que podrías salvarte sola? ¿Ocultarías tu enfermedad a amigos y familiares y te negarías a recibir su apoyo? Claro que no. Buscarías el apoyo de los que te rodean para que te ayudaran a combatir una enfermedad potencialmente mortal.

Tu trastorno de la conducta alimentaria es una enfermedad potencialmente mortal. ¿Tienes un equipo de apoyo? Si tu respuesta es sí, ¡estupendo! Sigue recurriendo a él. Cuanto más ayuda tengas, mejor.

Si aún no cuentas con el apoyo que necesitas, quizá te sientas como yo cuando comprendí que tenía un trastorno de la conducta alimentaria. No quería ser una carga para las personas que me rodeaban. Además, estaba avergonzada y asustada. Nadie debía saber que no era perfecta. Me convencí de que, si no podía resolver mi «problemilla» sola, era débil. De hecho, todo lo demás en la vida lo había hecho sola. ¿Por qué eso iba a ser distinto?

Así que fui a la librería y compré todos los libros que encontré sobre trastornos de la conducta alimentaria. Investigué en internet y averigüé toda clase de datos y estadísticas interesantes. Estaba segura de que podría salvarme sola.

Me equivocaba. No me acerqué ni de lejos a mi objetivo de cambiar los comportamientos propios de mi trastorno. Era dificilísimo intentar divorciarme de Tece sin poder hablar con nadie de mis dificultades. Me lo guardé todo dentro hasta que llegué al punto de pensar que iba a derrumbarme. Mi vida se estaba desmoronando ante mis ojos. Cuanto más intentaba luchar sola contra Tece, más control tenía él sobre mí. Al final, decidí contárselo a alguien. Tuve que arriesgarme a sentirme avergonzada, a perder mi imagen de perfecta y a que los demás me vieran como una carga. Mi única otra opción era seguir el camino de Tece, pero ya sabía que conducía a la destrucción e incluso a la muerte.

Cuando por fin decidí contarle mis problemas con la comida a David, mi novio de entonces, me di cuenta de que era incapaz de hablar. Lloraba como una histérica, pero no podía articular palabra. Ni siquiera mirarle a los ojos. Estaba totalmente avergonzada. Así que escondí un folleto sobre trastornos de la conducta alimentaria debajo de un cojín del salón, salí, me metí bajo las sábanas de la cama y le dije que levantase el almohadón del sofá. Se lo conté de este modo porque era incapaz de decir nada.

Las siguientes personas con las que quería hablar eran mis padres. Una vez más, descubrí que no podía hacerlo. Así que David se lo contó por mí, mientras yo lloraba a su lado. Tras decírselo a mi novio David y a mis padres, decidí que necesitaba ayuda profesional. Buscar especialistas en trastornos de la conducta alimentaria y encontrar a alguien que me cubriera el seguro médico fue muy complicado. Pese al formidable esfuerzo que exige, te recomiendo que pidas ayuda a buenos profesionales de la salud.

Ahora tengo un equipo de apoyo muy extenso. No habría llegado hasta aquí sin ellos. Me ayudaron la primera vez que me enfrenté a Tece. Me brindaron palabras de aliento y esperanza cuando las necesité. Me dieron la mano para levantarme cuando me caía, y siguen haciéndolo. Y me sorprendió descubrir que nadie me consideraba una carga. De hecho, cuando las personas me ofrecen apoyo, dicen que ayudarme hace que se sientan muy bien. También superé la vergüenza. Nadie me trataba como si tuviera motivos para sentirme mal conmigo. De hecho, mi equipo de apoyo decía que me admiraba más que nunca por haber sido capaz de pedir ayuda. Decía que lo motivaba; que estaba orgulloso de mí.

No tienes que enfrentarte sola a Tece. Si te da miedo exponerte, forma tu equipo de apoyo poco a poco. Háblale de tu trastorno a un único amigo. Siente el apoyo que recibes de él. E imagina cómo sería si tuvieras más personas a tu lado. Empieza pidiendo ayuda a gente en la que confías. Pide cita con un terapeuta o dietista que trabaje con trastornos de la conducta alimentaria. Hazlo a tu ritmo, pero reúne un equipo de apoyo. Nadie puede lograrlo solo.*

---

* Para empezar a buscar apoyo, consulta el apartado «Recursos» al final de este libro. Ponte en contacto con otras personas que estén recuperándose y busca terapeutas profesionales en tu zona. Incluso puedes chatear en línea con un voluntario de la National Eating Disorders Association (Asociación Nacional de Trastornos Alimentarios). Para los recursos de España y Latinoamérica, véase el «Apéndice» al final del libro. (N. de la T.)

No vale cualquiera

No escogí a una persona cualquiera para mi equipo de apoyo. No, no todo el mundo podía desempeñar un papel tan importante en mi recuperación. ¿A quién elegí? El primero fue un amigo completamente alcoholizado. No podía cuidar de sí mismo, pero sabía que podría apoyarme en mi recuperación. A continuación, escogí a otro hombre con el que solo había salido un par de veces y que estaba más interesado en el hockey que en mí. Por último, a una amiga comprometida al cien por cien con mi recuperación siempre que yo lo hiciera todo (y me refiero a todo) a su manera.

En primer lugar, deja que te hable del alcohólico sin interés por recuperarse, Michael. Una madrugada recaí y tenía la moral por los suelos. Me presenté en su puerta. En cuanto me abrió, supe que había estado bebiendo.

Me senté en su sofá y le dije:

—Me siento fatal. Acabo de tener una recaída. No podré hacerlo. Jamás superaré mi trastorno de la conducta alimentaria.

—No padeces un trastorno de la conducta alimentaria —respondió—. No tienes ningún problema. La gente que se muere de hambre en África tiene problemas.

—Pues siento que los tengo. Y, desde luego, padezco un trastorno de la conducta alimentaria. Deberías ver lo que hago con la comida.

—Como quieras —dijo—. Es fácil. Solo tienes que comer tres veces al día. No es para tanto. No sabes lo que es tener verdaderos problemas.

No me sentía con ánimos de convencer a mi amigo de que padecía un trastorno de la conducta alimentaria ni de demostrarle que era una enfermedad potencialmente mortal, así que me marché. Volví al coche, me senté y lloré con la cabeza apoyada en el volante. Estoy segura de que él se limitó a seguir bebiendo.

Luego está Jesse, el hombre con el que salía que solo tenía ojos para el hockey. Una madrugada me sentía frustradísima con mi recuperación, así que lo llamé por teléfono.

—Estoy muy desmoralizada —dije—. No sé si tengo fuerzas para seguir luchando contra mi trastorno de la conducta alimentaria.

—¿Sabes? Esta noche hemos ganado el partido. He marcado tres goles. Ha sido el mejor de mi vida —respondió.

—¿Has oído lo que te he dicho? —pregunté.

—Tendrías que haber visto mi primer gol —continuó—. El público se ha puesto como loco. Ha sido genial.

Me despedí a toda prisa, colgué y fui a la nevera a darme un atracón.

Por último está Denise, la amiga que sabía lo que debía hacer para recuperarme. Un día quedamos para comer. Pedí un menú que satisfacía todos los requisitos de mi plan de alimentación. Denise se apresuró a decir:

—Creo que no tendrías que haberte pedido eso. Quizá te convendría más el sándwich de pollo a la plancha. Nunca te recuperarás si no empiezas a hacer bien algunas cosas.

—Pero Denise —respondí—, mi dietista dice que lo que he pedido es la comida perfecta para mí.

—¿Quién es tu dietista? No estoy segura de que sepa de lo que habla. Tendrías que hacerme caso, lo digo en serio —replicó.

Durante toda la comida, Denise me dejó muy claro que no estaba contenta con mi selección de platos y que tendría que haberle hecho caso a ella.

Como ves, llamar a estos tres «equipo de apoyo» era exagerado. Por suerte, en esa época contaba con otras personas en mi equipo que me prestaban ayuda de verdad: Thom, Susan y el doctor Tucker.

Fui a ver a Thom y le dije que me estaba costando mucho encontrar a personas que me apoyaran fuera del ámbito profesional. Le describí a Michael, Jesse y Denise.

—Jenni —dijo Thom—, tienes que ir con cuidado, elegir bien. Hay ciertas cualidades importantes para que una persona pueda prestarte apoyo de verdad.

Thom me habló de las cualidades que debía buscar en las personas que necesitaba en mi equipo de apoyo. Debían apreciarme sinceramente como persona. Ser empáticas y saber escuchar. Era necesario que entendieran que, en vez de decirme qué tenía que hacer para recuperarme, debían trabajar conmigo para lograr las metas que me ponía. Debían ser flexibles y comprender que la recuperación es un proceso en el que se avanza paso a paso. Tenía que sentirme cómoda recurriendo a ellas en mis peores momentos. Y ellas debían estar dispuestas a echarme una mano cuando yo estuviera mal.

Salí de mi sesión con Thom y empecé a pensar en quién fichar para mi equipo de apoyo mejorado. Mis compañeras de terapia eran la opción más lógica. Elegí a Emily, que me había invitado a la primera sesión, e incluí a miembros de mi familia.

Les expliqué que no necesitaba que entendieran por lo que estaba pasando, solo que me escucharan, me creyeran y me quisieran. Pregunté a mis amigos si había momentos en los que preferían que no les llamara para saber a quiénes podía telefonear en mitad de la noche. Y decidí hablar a diario con los miembros de mi equipo de apoyo.

He comprobado que tener un buen equipo de apoyo es fundamental para recuperarse. No estaría donde estoy sin las personas de cuya ayuda dependo.

Cuando decidas quién va a formar parte de tu equipo de apoyo, piensa en las cualidades que necesitarás de esa persona cuando te desanimes. Pregúntate quiénes te aprecian de verdad y se interesan por tu recuperación. No cualquiera puede apoyarte cuando lo necesites. No todo el mundo puede cogerte la mano mientras haces el viaje más difícil de tu vida. No vale cualquiera.

Las otras esposas de Tece

¿A qué se refería Thom? No hacía más que hablar de divorcio y yo ni siquiera estaba casada (incluso me preguntaba cuál de los dos necesitaba terapia). La idea de pensar en mi trastorno de la conducta alimentaria —si lo era— como en un hombre llamado Tece me parecía absurda. Thom no paraba de decir: «Sepárate de Tece», «Divórciate de Tece». Puede ser muy machacón. ¿Cómo iba a separarme de alguien que no existía?

Cuando inicié mi trabajo de recuperación, negaba mis lazos con Tece. Sabía que la vida no me iba bien, y me daba cuenta de que tenía conductas extrañas con la comida. Pero no podía creer que padeciera un problema grave. Era consciente de que había tomado la decisión de acudir a un médico especializado en trastornos de la conducta alimentaria, a un terapeuta que llevaba más de quince años tratándolos y a una dietista cuya principal clientela los padecía. Y estaba en un grupo de terapia para mujeres que luchaban contra la enfermedad. Pero no tenía claro por qué lo hacía. En mi fuero interno, pensaba: «¿Por qué estoy gastando tanto dinero y tiempo en terapia? No tengo ningún problema». Constantemente, preguntaba a cada profesional de la salud: «¿En serio cree que tengo un trastorno de la conducta alimentaria?». Todos asentían: «Sí». Pero no estaba convencida. De hecho, mis conductas con la comida me parecían muy normales. Siempre había sido así. Y, desde luego, no pensaba que estuviera tan delgada como para padecer un trastorno de la conducta alimentaria.

Leí un libro tras otro sobre el tema. En las primeras páginas, los autores solían enumerar los criterios diagnósticos para los trastornos de la conducta alimentaria. De algún modo, siempre utilizaba esa lista para excluirme. Aquellos indicadores precisaban la cantidad de atracones que alguien con bulimia se da a la semana. No creía que me diera tantos. Los criterios también incluían lo delgada que tenía estar para padecer anorexia. Una vez más, pensaba que no lo estaba tanto.

Así que me hallaba en un extraño mundo nuevo rodeada por personas que me decían que me divorciara de un hombre que ni siquiera conocía. Nadie podía hacerme creer que tuviera un trastorno de la conducta alimentaria, pero mi equipo de apoyo me convencía para que siguiera en recuperación. Thom me decía: «Vale. Supongamos que no tienes un trastorno de la conducta alimentaria. Dime, ¿qué es lo peor que podría pasarte con esta terapia?». Por supuesto, aunque no lo tuviera, la respuesta era que estaba aprendiendo a cuidarme, conocerme y mejorar mi salud. Eso me animaba a seguir recuperándome de una enfermedad que ni siquiera estaba segura de padecer.

No sabría decir cuándo pasó, cuándo reconocí a Tece, lo miré a la cara y supe que esos ojos llevaban atormentándome desde los cuatro años. No sé en qué momento me di cuenta de que, después de todo, no estaba soltera. Fue un proceso gradual.

Hoy, sentada en terapia de grupo formando un círculo, veo a las otras esposas de Tece. Dicen que no lo conocen. Pero la imagen es nítida. Tece está sentado al lado de todas ellas, cogiéndolas de la mano. A veces, tiene a una en el regazo. Incluso lleva a algunas en brazos al entrar y salir de la sala. Lo veo, pero no intento convencerlas. Sé que tarde o temprano notarán su aliento en el cuello. Y que un día lo reconocerán en el espejo. Antes de darse cuenta, las otras esposas de Tece se verán la alianza en el dedo. Pero aún no. Hoy sus otras esposas son solteras que se preguntan por qué están sentadas en una sala con un grupo de mujeres con trastornos de la conducta alimentaria, igual que hacía yo.

Un verdadero sistema de valores

Durante una semana entera comí bien y acudí a todas mis sesiones de terapia y me sentía de maravilla. Entonces Tece se abalanzó sobre mí y me convenció para que me diera un atracón, me purgara y no se lo dijera a nadie.

Sus palabras fueron: «Mañana por la noche tienes que mentir a tu grupo de terapia y decirle que todo va bien». Y doña Perfecta intervino: «Así no pensarán que eres un desastre».

Tece añadió: «Y como mañana no te dejaré probar bocado, no podrás quedar a comer con tu amiga Melody. Invéntate cualquier excusa y anula la cita. También tendrás que mentir a tu madre cuando te llame y te pregunte cómo estás. Dile que te sientes superbién y que nada podría ir mejor».

Tece quería que mintiera a todas las personas cercanas a mí.

Entonces recordé lo que había aprendido en terapia sobre comparar mi sistema de valores en la vida con el de Tece. Me di cuenta de que él y Jenni viven según dos sistemas de valores completamente distintos. En opinión de Tece, no pasa nada por mentir a los amigos y familiares. Yo, en cambio, no me siento cómoda con tanto embuste. Sí, en otras épocas he obedecido a Tece y he mentido a quien hiciera falta para encubrirlo. Pero hoy sé que hacerlo va en contra de mis principios.

Así pues, aunque Tece quería que mintiera sobre mi reciente recaída, decidí vivir según mi sistema de valores. Dije a todos la verdad sobre lo que me pasaba. Siendo sincera, obtuve el apoyo que necesitaba para retomar mi camino. Mentir solo es una de las diferencias entre el sistema de valores de Tece y el mío. También nos diferencia el hecho de que él valora la delgadez por encima de todo. Él piensa que mi talla y mi figura son más importantes que quién soy por dentro. Dice que mi autoestima se define por si quepo o no en unos vaqueros concretos. Si miro en mi interior, me doy cuenta de que estar delgada no es más importante que todo lo demás. No juzgo a los demás por su aspecto, y sé que tampoco debería machacarme por el mío. Cuando vivo según mi sistema de valores, aprecio quién soy como persona, no como un número en la báscula.

El sistema de valores de Tece hace que me muestre irritable y grosera con cualquiera que se interponga en mi camino. Bajo su influjo, digo cosas que normalmente no diría. Una vez grité a Susan, mi dietista, «¡Te odio!». Se estaba inmiscuyendo en los planes de Tece para mi vida, así que él me animó a gritar y decir algo que en realidad no pensaba. Mi sistema de valores no me hubiera permitido levantar la voz a mi dietista, porque me enseñaron a tratar a los demás con dignidad y respeto.

Cuando aprendí a distinguir entre el sistema de valores de Tece y el mío, me sorprendió la frecuencia con la que me dejaba influir por él. Mentía, engañaba e incluso robaba si Tece quería que lo hiciera. Me enfurecía ver la influencia —no, control— que tenía sobre mi vida. Me avergonzaba haberle hecho caso tantas veces. Hice cosas horribles. Pero me di cuenta de que no necesitaba regodearme en la vergüenza porque mi sistema de valores, que es en lo que creo, seguía intacto y firme. Solo tenía que esforzarme por conectar con él en mi vida diaria, sobre todo cuando estaba con Tece.

Tras mucha práctica y frustración he aprendido a centrarme en mis valores en la vida y estoy más en paz conmigo misma porque no vivo una contradicción. Hoy me miro en el espejo y me alegra ver a la persona que me devuelve la mirada. Ya no es Tece. Soy yo.

Lo que haga falta

Al principio, cuando Tece llamaba a mi puerta, la abría de par en par para que entrara. Siempre me prometía que solo se quedaría un ratito. Pero nunca era así. Como no le pedía que se marchara, se quedaba cuanto le daba la gana y después se largaba dejando la casa hecha un desastre y a mí agotada, deprimida y desmoralizada. Juraba que no volvería a dejarlo entrar jamás. La próxima vez que llamara a mi puerta pensaba decirle: «Esta vez será distinto». Pero siempre pasaba lo mismo.

Por fin, con ayuda de la terapia, dejé de invitarlo a mi vida y de esperarlo con los brazos abiertos. Al principio, empecé a ser más cauta. Cuando Tece llamaba a la puerta, aún salía a recibirlo, pero solo abría una rendija. Enseguida me di cuenta de que, por poco que abriera la puerta, él la empujaba e irrumpía en mi mundo.

Así que acabé por dejar de abrirle. De hecho, ahora tengo cuatro cerrojos a prueba de Tece en la puerta de casa. Cuando eso dejó de ser una opción, Tece empezó a asomarse por las ventanas. Intentó colarse por todas ellas para llegar a mí. Pero le pedí al casero que instalara otro cerrojo en cada una. Ahora mi casa está a prueba de Tece.

¿Crees que en ese momento Tece me dejó en paz? Qué va. Decidió llamarme por teléfono. Así que, en vez de contestar sin más cuando sonaba el teléfono, comencé a prestar atención. Cuando Tece llamaba, su nombre no aparecía en la pantallita. Se disfrazaba, no sé cómo, de «P. Nita», «I. N. Feliz» o «D. O. Loriente». Pero yo siempre sabía que era él y nunca le cogía el teléfono. ¿Qué hizo entonces? Se abrió una cuenta de correo electrónico, por supuesto. Al principio, no me costaba reconocer sus correos como tece@patética.com. Después cambió de dirección y empecé a detectar sus mensajes por las frases del asunto: «¿Me echas de menos?», «Recuerda: estás gorda» y «Pierde cinco kilos en diez días». Al final me instalé un filtro estupendo que borra el correo basura de mi buzón. Eso lo resolvió. Solo espero que Tece no encuentre otro modo de hacerme llegar sus mensajes por internet.

Pero no se rinde con facilidad, y eso podría ocurrir. Si lo hace, adoptaré las medidas oportunas para volver a echarlo de mi vida. Estoy dispuesta a hacer lo que haga falta para mantenerlo a raya. Mi recuperación va bien porque haré lo necesario para seguir separada de Tece. En cuanto baje la guardia y deje de ser proactiva, volverá a irrumpir en mi vida.

No sé cómo intenta colarse en tu vida después de que le cierres la puerta. Puede probarlo por las ventanas, incluso por la chimenea. A lo mejor empieza a visitarte a través del cartero. Si recibes una carta suya, trátala como si contuviera ántrax o alguna otra arma bioquímica. Porque Tece es igual de peligroso para tu salud. Haz lo que haga falta para separarte de él y mantenerlo a raya.

Si es necesario, pide una orden de alejamiento. Después de todo, la policía está acostumbrada a tratar con sinvergüenzas como Tece. Puede que hasta lo metan un tiempo en la cárcel. Pero, incluso entonces, sé cauta. ¿Qué número crees que marcará cuando haga la única llamada a la que tiene derecho?

El turno de Thom

1. Declaración de independencia

La declaración de independencia de Jenni marcó un hito en su recuperación. Después de que todo el grupo la firmara, ella no dejó de darse atracones, purgarse y ayunar, pero a partir de ese momento tuvo muy presente su meta: lograr una vida plena sin Tece.

Escribe tu declaración de independencia de Tece. Aprovecha la idea de Jenni de basarse en la Declaración de Independencia de Estados Unidos o adopta otro enfoque. El hecho de que la escribas es más importante que el cómo. Comparte el documento con tu equipo de apoyo. Pídeles que sumen su firma a la tuya. Necesitarás todo su sostén y palabras de aliento porque esta declaración es solo el principio. Es el inicio de un esfuerzo que tendrá un resultado maravilloso: tu separación de Tece.

2. Conversación con Tece

Para este ejercicio necesitarás dos asientos. Colócalos uno enfrente del otro, a una distancia de más o menos un metro. Una será la silla de Tece y la otra la tuya. Cuando te sientes en la suya, habla como si fueras él. En esa silla, sé solo Tece. En la tuya, practica ser tú separada del trastorno de la conducta alimentaria. Al principio suele costar. A menudo mis pacientes no tienen muy claro quiénes son más allá de Tece. Pero te prometo que, con la práctica, tu voz irá cobrando cada vez más fuerza.

Inicia una conversación desde cualquiera de las dos sillas y asegúrate de recordar en cuál estás sentada. Por ejemplo, si estás en la tuya y Tece te interrumpe mentalmente, cámbiate a la otra y dile lo que está haciendo en voz alta. En un principio este ejercicio puede parecerte raro, incluso un disparate, pero lo cierto es que todos hablamos con nosotros mismos. Solo necesitamos hacerlo mejor.

Continúa cambiándote de silla hasta que estés segura de haberte sentido como alguien distinto de Tece. Practica este cambio de roles en distintos momentos durante la próxima semana. Prueba el ejercicio cuando te sientas hundida en tu trastorno de la conducta alimentaria y vuelve a hacerlo cuando tengas un buen día. Dominarlo te permitirá tener una conciencia clara de dónde acabas tú y dónde empieza tu trastorno de la conducta alimentaria. Aquí tienes un ejemplo de una posible conversación entre Tece y tú:

TECE: ¿Por qué estás haciendo esta estupidez de ejercicio? No necesitas ayuda con nada.

TÚ: Es que no quiero seguir sintiéndome así.

TECE: Pues deja de leer esta bobada de libro y hazme caso. Conmigo, eres especial. Sin mí, no vales nada.

TÚ: (No respondes, te quedas callada en tu silla).

TECE: Eso es. Deja de intentar llevarme la contraria. Yo me ocuparé de ti.

TÚ: Puede que ahora no sea tan fuerte como para enfrentarme a ti, pero un día lo seré.

3. Qué hacer hoy

Practica la separación de Tece escribiendo en un diario las respuestas a las siguientes preguntas cada día durante una semana:

* ¿Qué quiere Tece que haga hoy?
* ¿Qué necesito hacer hoy para seguir recuperándome?

Es un ejercicio sencillo pero nada fácil. Como todo lo que merece la pena aprender, requiere mucha práctica. Sé constante. Aprender a distinguir entre la voz de Tece y la tuya sentará las bases para tu recuperación.

Para no olvidarte de responder a las preguntas del ejercicio 3, ponte alertas en el móvil. Utiliza los recordatorios del teléfono o prueba una de las muchas aplicaciones gratuitas que existen para crearlos. La app Rise Up + Recover para trastornos de la conducta alimentaria te permitirá crear mensajes de alerta personalizados. Además de ponerte recordatorios, envíate mensajes positivos como «¡Tú puedes!».

2

¿NO ES POR LA COMIDA?

¿Qué papel desempeña la comida?

Los profesionales de la salud afirman que los trastornos de la conducta alimentaria tienen más que ver con la falta de autoestima y la autocrítica que con la comida. Pero esta, sin duda, forma parte del proceso de recuperación. Para superar mi trastorno de la conducta alimentaria, tuve que dejar de darme atracones, purgarme y ayunar. Esta segunda parte del libro te servirá de guía para desarrollar una relación saludable con la comida.

Cena

Tece es un pésimo compañero de cenas. Es incluso peor que el tipo que me llevó a un restaurante caro sin dinero, tarjeta de crédito ni ningún otro medio para pagar la cuenta (con mis veinte dólares no llegaba). El camarero nos tuvo prisioneros hasta que llegaron sus padres para liberarnos. Tece no solo jamás se ofrece a pagar, sino que es un mandón y nunca se calla. Cuando aún tenía serias dificultades con mi trastorno de la conducta alimentaria, una escena típica en un restaurante era más o menos así:

Miro la extensa carta y me digo a mí misma: «¿Qué debería pedir?».

Tece cree erróneamente que la pregunta va dirigida a él y responde:

—Si estás decidida a comer, al menos pide uno de los segundos platos bajos en calorías. En cualquier caso, elige un segundo plato con menos calorías que el de tu amiga, lo que demostrará que tienes más control sobre tu vida que ella.

Cuando mi amiga pide la siempre prohibida hamburguesa con queso acompañada de patatas fritas, Tece señala:

—Toda esa grasa se le va a poner en las caderas.

—¿Puedo pedir el plato de pollo bajo en grasa que viene con una patata al horno? —pregunto.

—Vale —responde Tece—. Pero la patata sin mantequilla, nata agria, queso ni beicon. Cuando el camarero y tu amiga te miren como si estuvieras loca, diles que te gusta más al natural.

Esperar a que llegue la comida siempre es la peor parte. Estoy muerta de hambre porque Tece nunca me deja tomar nada más los días que como fuera. Solo puedo pensar en la comida. No puedo prestar atención a la conversación con mi amiga, así que me limito a asentir cuando toca y digo «Ajá» muchas veces.

A Tece le encanta hacer comentarios sobre la cantidad de grasa que está consumiendo mi amiga en comparación conmigo:

—Está comiendo patatas fritas con kétchup. ¿Sabe cuántas calorías lleva el kétchup? ¿Qué sentido tiene añadir calorías a nada?

Además de hacer comentarios sobre lo que come mi amiga, Tece me dice exactamente qué debo comer y cómo hacerlo.

—Cómete la mitad del pollo —me ordena—. Pero asegúrate de quitarle toda esa salsa tan calórica. Corta la patata al horno por la mitad. Esconde una de las dos partes bajo la servilleta y cómete algunos trozos de la otra mitad.

Cuando el camarero recoge la mesa, Tece me felicita.

—¡Lo has conseguido! ¡Has terminado de comer y sigues con hambre! ¡Piensa en cómo te habrías puesto si te hubieras comido esa hamburguesa grasienta! Puedes estar muy orgullosa, Jenni. ¡Tienes muchísimo control! Tu pobre amiga lo tiene crudo en la vida.

¿Quién tiene el control en este caso? Yo no, desde luego. Hoy, la hora de comer es una experiencia sencilla y agradable. Puedo conversar con el resto de los comensales y nadie gana un premio por ser el que menos calorías consuma. A veces Tece aún se presenta en los restaurantes para indicarme qué es lo que no debería comer. El pasado fin de semana me prohibió pedir mi plato preferido de la carta, el número cuatro. ¿Qué hice yo? Pedirlo. La comida estaba deliciosa, pero la libertad me supo mucho mejor.

Sé legal

—Hola, soy Jenni —le dije por teléfono a Heather, una compañera de mi grupo de terapia—. ¿Tienes tiempo esta noche para ayudarme con algo?

—Claro —respondió ella—. ¿Qué pasa?

—Estoy escribiendo un apartado muy importante de mi libro. Va sobre no ceder a la tentación de purgarte cuando es lo único que quieres. Me encantaría conocer tu opinión sobre algunos puntos.

Después de hablar durante un rato de lo difícil que es no purgarse tras darse un atracón o haber comido lo que sea, Heather por fin me lo reconoció:

—No te lo vas a creer. Pero justo cuando has llamado estaba guardando una bolsa de patatas fritas. Acabo de darme un atracón y lo único que quiero hacer es purgarme.

Así que, por supuesto, le pregunté:

—¿Aún piensas hacerlo?

—Jenni, tengo que purgarme —respondió—. Debo eliminar todo lo que acabo de comer. Tengo que hacerlo.

Heather estaba equivocada. No tenía que purgarse esa noche, y no lo hizo. En cambio, hablamos durante más o menos una hora de por qué purgarse solo parecía ser la respuesta. Conversamos sobre separar sus pensamientos de los de Tece. Y sobre sus sueños para el futuro.

—Heather —dije—, Tece quiere que te purgues ahora mismo. ¿Qué quiere Heather?

Se quedó callada un momento. Más adelante me confesó que había mirado la pulsera que llevaba en la muñeca. Respondió a mi pregunta leyendo lo que decían las decorativas letras grabadas en ella: «Sé legal».

—Heather quiere ser legal —respondió.

Me explicó que es una frase que su profesora preferida de la universidad siempre utiliza para animarla a avanzar en su recuperación.

—Cuando voy al médico —continuó—, mi profesora me dice que sea honesta, que sea legal. Me dice que si lo soy me recuperaré. Podré dejar atrás a Tece.

—Entonces ¿qué tienes que hacer esta noche para ser legal? —pregunté.

Heather sabía la respuesta a la pregunta, pero no le gustaba. Por fin, dijo:

—No purgarme. Tece es lo único en mi vida que me impide ser legal. No me deja ser fiel a mí misma. Tece me convence para que me ponga metas absurdas. Lo sé porque, cada vez que voy donde él quiere, lo que perseguía se esfuma. Es como un espejismo.

—Sé a qué te refieres —convine—. Como esta noche. Tece te dice que, si te purgas, todo se arreglará. Estarás en paz contigo misma. Triunfarás. Pero en realidad, después de purgarte, te sentirás deprimida, sola y perdida.

—Exacto —confirmó Heather.

Hablamos más de lo que Tece quería que hiciera con su vida y lo que ella quería. Por fin, dijo:

—No lo haré. No voy a purgarme. No dejaré que Tece me dirija más la vida. Tengo cosas mucho más importantes que hacer esta noche y en mi vida que purgarme.

Aquella noche Heather decidió no purgarse. En cambio, resolvió parar un momento y pensar. Se separó de Tece. Pensó en cómo le había mentido otras veces y supo que volvía a hacerlo. Aquella noche, Heather decidió tomar el camino más difícil. Le habría sido facilísimo mentirme, colgar rápidamente el teléfono y obedecer todas las órdenes de Tece. Pero eligió ser legal.

¿Y tú? ¿Qué elegirás?

Solo para ti

Mi tía Mary me puso un plato de comida delante y me dijo: «Lo he preparado solo para ti». ¿Cuántas veces te has encontrado en esta situación y te han dicho: «Lo he preparado solo para ti»? ¿Te has sentido obligada a comértelo? Después de todo, lo han preparado para ti. En realidad, que tú sepas, casi seguro que tía Mary les dice a todos que ha preparado su tarta con doble de chocolate solo para ellos. Pero has mordido el anzuelo. Te sientes culpable. Te imaginas a la generosa cocinera preparando el plato en cuestión durante horas —con harina en la frente— solo para ti. Y si te atreves a pronunciar las horribles palabras «No, gracias», le arruinarás la vida. A lo mejor cae fulminada en el acto.

La buena noticia es que puedes decir que no. Ni siquiera tienes que dar las gracias. Tienes la posibilidad de hacerlo sin más. Si te niegas a comerte la tarta de calabaza que la abuela ha encargado especialmente para ti, no se morirá. Sé que es cierto porque lo he hecho y sigo viva, al igual que todos los cocineros a los que he rechazado.

Hace poco una amiga preparó galletas solo para mí. Y las rechacé. Incluso probó el gastado truco de: «¿No quieres al menos una? Las he preparado solo para ti». Lo cierto es que ya había cenado y no quería comerme una galleta. Al día siguiente, cuando volvió a ofrecérmelas, me comí dos encantada. ¿Por qué? Porque quería una galleta. No porque Tece quisiera que me la comiera ni para hacer feliz a mi amiga. Es estupendo ser la que tiene el control y poder decidir cuándo come y no come galletas.

Recuerda que siempre puedes decir que no con amabilidad y pedir al cocinero que te lo envuelva para llevártelo. Así pues, la próxima vez que alguien te diga «Lo he preparado solo para ti», pregúntate qué quieres. Y asegúrate de distinguir entre Tece y tú (pero no le permitas utilizar este apartado como excusa para obligarte a rechazar los nutrientes que necesitas). Luego, responde con un simple «sí» o «no». Digas lo que digas, tu respuesta no determinará el éxito o el fracaso del cocinero.

El periódico del día siguiente no anunciará en los titulares: «Jenni dice "No" a unos profiteroles: ¿volverá tía Mary a los fogones?».

Plan de alimentación

Tras un par de años en recuperación, un día estaba en la consulta de Susan y me dio un papel con un nuevo plan de alimentación. Mientras lo ojeaba, doña Perfecta empezó a hablar. Dijo: «Jenni, si vas a seguir este plan de alimentación, tendrá que ser a mi manera. Debes ser perfecta. Seré inflexible».

Vislumbré mi futuro. Vi a doña Perfecta sentada conmigo durante todas mis comidas, contando los hidratos de carbono, las proteínas, etc. Me la imaginé criticándome en cada bocado. «¿Estás segura de que es lo que necesitas comer? ¿Sabes si que los hidratos de carbono llevan suficientes carbohidratos? —diría—. ¿Y si no le pones tanta leche a los cereales? ¿Y si no es la clase de leche adecuada?».

Susan se dio cuenta de que estaba cada vez más nerviosa con el plan de alimentación en la mano. Así que dijo algo que nunca olvidaré: «Olvídate del plan de alimentación —me sugirió—. Rómpelo y tíralo a la basura».

Doña Perfecta casi perdió los papeles: «Si no tienes la hoja —dijo—, ¿cómo podré mantenerte a raya? ¿Cómo te controlaré la comida? ¿Cómo me aseguraré de que lo haces todo perfecto?».

Susan sabía que doña Perfecta me habría vuelto loca si me hubiera llevado a casa el plan de alimentación. Doña Perfecta utilizaría la hoja como un instrumento para regañarme constantemente, insistiendo en que lo hiciera todo perfecto. Me paralizaría hasta el punto de que no sería capaz de ceñirme a él. Susan lo sabía, así que no tenía la intención de permitir que me llevara la hoja a casa.

En los pocos minutos que tuve el plan de alimentación en la mano, lo estudié y obtuve la información necesaria para saber qué necesito comer durante el día para mantenerme sana. Salí de su consulta con el plan de alimentación en la cabeza, no en la mano. En ese momento de mi recuperación, me funcionó.

Cuando empecé a ver a Susan, no sabía mucho de alimentación ni de necesidades nutricionales diarias. Por tanto, me llevaba a casa el plan de alimentación en un papel. De no haberlo hecho, no habría podido recordar qué tenía que comer. Incluso anotaba lo que ingería cada día en un diario de alimentación. Al principio necesitaba esa rigidez para encauzarme. Sin embargo, a medida que adquiría más conocimientos nutricionales, ya no necesité una hoja para que me dijera qué comer. De hecho, combinada con doña Perfecta, en un determinado momento aquella lista podría haber puesto en peligro mi recuperación.

Lo más importante es que tu plan de alimentación se adecúe a tus necesidades actuales y se adapte a tu manera de ser. Para empezar a comer bien, te recomiendo que acudas a un dietista, pues sabrá cuáles son tus necesidades nutricionales. No tengas miedo de expresarle tus preocupaciones o temores sobre el plan de alimentación que confeccione para ti. Cuando empecé a comer bien, fui despacio. No era tanta cantidad como ahora. Puedes ir paso a paso y avanzar hasta donde necesites estar.

Tengas tu plan de alimentación colgado de la nevera, en el fondo del cajón de los calcetines o en la basura, debe proporcionarte los conocimientos necesarios para que sepas qué debes comer durante día para cuidarte e ignorar por completo a Tece.

Cuando tiré mi plan de alimentación a la basura, me quedé mentalmente con las instrucciones que me daba. Las llevo conmigo donde quiera que vaya.

Una hamburguesa con queso, por favor

Estaba atenta en clase de primaria el día que la señora Ferris nos explicó los cinco grupos de alimentos básicos. Mientras escribía en la pizarra, dijo: «Los cinco grupos de alimentos básicos son los lácteos, los cereales, las frutas, las verduras y la carne». Tece estaba de pie a mi lado. Me susurró: «Esa señora no tiene ni idea de lo que habla. En realidad, solo hay dos grupos de alimentos: buenos y malos». Y así empezó la confusión.

Por supuesto, de pequeña, en aquella clase, no era consciente de que Tece me susurraba al oído. De hecho, solo puedo verlo ahora que ha pasado el tiempo.

Durante más de veinte años, Tece me dejó muy claro que los alimentos «buenos» eran contadísimos. Todo lo demás era «malo». Solo me permitía consumir los «buenos», que incluían manzanas, bagels y pretzels. No me permitía tocar los «malos», es decir, los dulces y postres, cualquier frito y todo lo que llevara queso, nata o mantequilla. La lista es interminable.

En mi primera sesión con Susan, ella me dijo: «Los alimentos malos no existen. —Mientras Susan hablaba, Tece parecía cada vez más enfadado—: Una persona no debería prohibirse ningún alimento, sino permitirse comer de todo en cantidades moderadas».

Cuando salí de la sesión, Tece insistió en hablar sobre el consejo de Susan de camino a casa.

TECE: No le hagas caso. Es igual que esa profesora tonta de primaria que os habló de los supuestos cinco grupos de alimentos. Susan solo intenta confundirte y, por supuesto, su objetivo último es que engordes.

JENNI: A lo mejor te equivocas, Tece. Susan es una profesional. ¿Qué gana mintiéndome?

TECE: Susan dice que puedes comer patatas fritas, helado e incluso pizza. ¿No te choca?

JENNI: Sí, me sorprende. Desde luego, no es lo que tú me has enseñado durante todos estos años. De hecho, todo lo que me dice mi equipo de apoyo es distinto a lo que he aprendido de ti.

TECE: Pero yo tengo razón.

JENNI: Tece, te he dado una oportunidad durante más de veinte años y lo único que me ha traído es mucho dolor y sufrimiento. Ahora voy a dársela a otra persona.

Y así entré en un mundo completamente nuevo donde todos los alimentos estaban permitidos. Si me apetecía una galleta, podía comer una. La sensación era tan estimulante como abrumadora. Me resultaba imposible creer que podía comer una hamburguesa con queso, algo de lo que me había privado durante años. Pero no podía salir de la consulta de Susan sin más e ir a comprarme una hamburguesa con queso. No, tenía que avanzar paso a paso hasta llegar a ese punto.

Despacio, empecé a introducir en mi estilo de vida alimentos que antes tenía prohibidos. Cada vez que iba al supermercado, compraba algún producto que nunca me había permitido comer. A veces se quedaban un tiempo en casa intactos, aún envueltos. Al final, después de ver un alimento en mi armario muchas veces, lo añadía a mi plan de alimentación. Comía cosas que jamás hubiera imaginado y me sentía más sana que nunca.

Por fin llegó el momento en el que estuve lista para comerme una hamburguesa con queso y para la ocasión planeé una cena especial con una amiga. Por supuesto, Tece nos acompañó. El camarero nos trajo la carta, pero yo no la necesitaba. Ya sabía lo que quería. Tece intentó disuadirme.

Dijo: «Jenni, si te comes una hamburguesa con queso, engordarás. En la carta hay muchos alimentos "buenos" que puedes pedir. No quieres hacerlo. No quieres comerte una hamburguesa con queso. Créeme».

Estaba pendiente de Tece cuando el camarero vino a tomarnos nota. Se dirigió primero a mi amiga.

Tece siguió intentando que cambiara de opinión: «Jenni, llevo toda la vida contigo. Sé lo que es mejor para ti. Hazme caso, como en los viejos tiempos, cuando controlabas lo que comías. ¡No lo hagas!».

El camarero se volvió hacia mí. En ese momento, Tece se puso a gritar en mi cabeza: «¡No! ¡No! ¡No!». No paró de repetírmelo. No se calló ni siquiera después de que yo dijera: «Una hamburguesa con queso, por favor».

Es asombroso, pero con esa simple frase adquirí una nueva sensación de libertad y me separé un poco más de Tece. Y el efecto fue increíble.

La hamburguesa con queso tampoco estuvo mal.

El fin de semana con la tarta

Si no me hubiera llevado la tarta a casa, habría acabado en la basura. Habrían tirado las sobras de aquel pastel de una fiesta de cumpleaños celebrada en la oficina y ya nadie habría vuelto a disfrutarlo. Tece no podía permitirlo. Y me convenció de que yo tampoco. Así que aquel viernes por la tarde me ocupé de salvar la tarta y me la llevé a casa. Ese fin de semana, solo estuvimos Tece, la tarta y yo.

Tece estaba entusiasmado con aquel nuevo instrumento que podía cargarse mi recuperación. En el coche, empezó a hablarme de todas las posibilidades. Dijo: «En vez de ceñirte a tu plan de alimentación, esta noche podrías cenar un trozo de tarta. O acabártela y después seguir comiendo. O pasarte todo el fin de semana mirándola sin probarla. Después de todo, engorda y no puedes permitirte ni una caloría más». Tece siguió hablando sin parar. Las posibilidades con la tarta eran infinitas. En aquel momento tendría que haber parado y haber arrojado la tarta y a Tece por la ventanilla. Pero seguí conduciendo.

Aunque creía que nuestro divorcio era definitivo, una vez en casa llegué a un acuerdo con Tece. Le dije que cenaría y que me comería un trozo de tarta. ¿En qué transigí? Como iba a zamparme una porción del pastel, no me terminé la cena. A la mañana siguiente me despertó la voz de Tece repitiendo: «Tarta, cómete la tarta... Tarta, cómete la tarta... —Y añadió—: Jenni, hoy no necesitas tomarte tu desayuno equilibrado habitual. Basta con que te comas un trozo de pastel». Una vez más, pese a lo mucho que había avanzado en mi recuperación, asentí y dije: «De acuerdo, Tece. Desayunar un trozo de tarta no me hará daño». Y esa fue la tónica durante todo el fin de semana. Fui haciendo pequeñas concesiones a Tece. Y estuve a punto de hacer una enorme. En un determinado momento, Tece me insistió para que me diera un atracón y me purgara. Dijo: «Cómete la tarta entera. Por los viejos tiempos. Siempre puedes purgarte después para que salga de tu cuerpo». Estuve a punto de obedecerle, pero no lo hice. Me separé de él, discrepé y le desobedecí.

Lo que aprendí del fin de semana con la tarta es que no debo exponerme a situaciones conflictivas. Resolví que no tengo que ser la salvadora de toda la comida que sobra en la oficina ni en ninguna otra parte. Eso me hizo pensar en la decisión que había tomado en un determinado momento de mi recuperación de no tener en casa mi comida preferida para mis atracones. Hoy, después de mucho trabajo de recuperación, puedo guardar en la nevera comida antes prohibida. Incluso soy capaz de ser tan flexible como para darme el gusto de desayunar un día tarta sin poner en peligro mi recuperación. Por tanto, no es que ya no pueda salvar otro postre indefenso de acabar en la basura. Pero de momento voy a ser cauta. Por supuesto, Tece me dice que soy una persona horrible y egoísta por permitir que se desperdicie comida aprovechable. Pero sé que mi recuperación es más importante que un plato de galletas o que la mitad de una tarta de cumpleaños. De hecho, un alcohólico no insistiría en tener una botella de tequila abierta en casa durante el fin de semana. Y ya no voy a guardar pistolas cargadas en casa para que Tece me encañone con ellas. Es lo más sensato.

Días festivos

A todos nos gusta comer. Y los días festivos nos sirven como excusa para hacer justo eso. El 4 de julio es un día de barbacoa en Estados Unidos. En los cumpleaños, encendemos las velas de una tarta y hacemos que alguien las apague soplando. Sí, ese día dejamos que una persona sople por todo lo que luego vamos a comernos. El día de San Valentín, esperamos que nuestra pareja nos regale bombones, aunque no nos guste ni la mitad de los que van en la caja —por no hablar de que a menudo no sabemos qué nos metemos en la boca hasta que hincamos el diente a cada sorpresa de chocolate—. En Halloween, hay gente que deja que sus hijos vayan de casa en casa pidiendo caramelos. Y, por supuesto, está Acción de Gracias, un día en el que infinidad de personas actúan como si tuvieran un trastorno de la conducta alimentaria, tanto si lo padecen como si no. Nos gusta la comida y nos encanta festejarla.

Dado que los días festivos giran en torno a la comida, pueden ser muy complicados para quienes padecemos un trastorno de la conducta alimentaria. Esos días Tece intentará que hagamos excepciones en nuestra recuperación. Por ejemplo, quizá te diga que no pasa nada por ayunar todo el día de Nochebuena para que puedas atiborrarte durante la cena. Te dirá que no hay problema en que te hartes de caramelos en Halloween si luego te purgas. Después de todo, solo es un día al año. Es muy importante que los días festivos mantengamos las conductas que favorecen nuestra recuperación y no bajemos la guardia.

Aunque debemos enfrentarnos a la comida en todas las celebraciones, en determinados días festivos tenemos otros motivos de estrés. No cabe duda de que algunos de ellos nos dan más trabajo que nuestra vida cotidiana. Tener más temas entre manos suele llevar aparejada la tentación de no invertir tanto esfuerzo en nuestra recuperación: nos saltamos visitas médicas, faltamos a sesiones de terapia y no dedicamos tiempo a comer como es debido.

Para enfrentarnos a las causas de estrés que aparecen los días festivos —desde dificultades con la comida hasta problemas familiares—, tenemos que contar con más apoyo. En realidad, necesitaremos hacer más llamadas y escribir más en nuestro diario. Debemos cuidarnos. Con ese esfuerzo adicional, los días festivos trascurrirán con menos contratiempos.

En mi caso, los festivos han ido mejorando con el tiempo. Este año, el día de Acción de Gracias ha sido mejor que el anterior. Los cumpleaños de la oficina son cada vez más fáciles. De hecho, hoy disfruto al juntarme con todo el mundo para celebrar un cumpleaños. Ya no me obsesiono con si puedo o no comerme un trozo de tarta. Por lo que se refiere a las fiestas, solo necesito atenerme a lo que he sacado de mi recuperación y mucha práctica. Llévate lo que aprendas cada día festivo al siguiente. Con el tiempo, pensarás menos en la comida y el estrés asociados a cada fiesta y más en su significado. Antes de que te des cuenta, puede que te sorprendas pasándotelo bien. Imagínate.

Irse al otro extremo

—¡Mesa para dos! —gritó el camarero, y nos acompañó a sentarnos.

De inmediato, Tece dijo: «Pide el plato con menos calorías: ensalada de la huerta sin aliñar». Seguí leyendo la carta. Escuché: «Elige el más calórico: *fettuccine* Alfredo». Supuse que Tece tenía una nueva táctica e intentaba confundirme. Entonces oí: «Si no pides los *fettuccine* Alfredo, eres anoréxica». Alcé la vista y vi que había otra persona sentada a la mesa.

«Anti-Tece» es mi nuevo compañero de mesa. Anti-Tece me anima a comer más de la cuenta para asegurarse de que no estoy quedándome corta. Me obliga a elegir los platos con más calorías. Si no le obedezco, afirma que recaeré en mi trastorno de la conducta alimentaria. Dice: «Estoy aquí para ayudarte. O Tece o yo».

Aunque Anti-Tece finge ser mi aliado, es igual de controlador que Tece. A excepción de los atracones, Tece no me deja picar entre horas. Anti-Tece, en cambio, me obliga a comer un tentempié enorme entre el desayuno y la comida, aunque no tenga hambre. Solo quiere asegurarse de que no estoy restringiendo mi ingesta. Tece me obliga a pedir una patata al horno sin acompañamiento, mientras que Anti-Tece me sugiere la patata al horno rellena con doble de nata agria. No quiero tener que pedir los *fettuccine* Alfredo más de lo que me apetece una ensalada de la huerta. Deseo contar con la posibilidad de elegir.

El primer paso para plantar cara a Anti-Tece es la conciencia. Después de encontrarme con aquella nueva voz, se lo conté a mi equipo de apoyo. Ellos me ayudaron a reconocer la presencia de Anti-Tece y a comprender que no era la solución a Tece. Descubrí que, cuando se trata de comida, no todo es blanco o negro. Es posible comer sin pasarse o quedarse corto. Dejé de etiquetar los alimentos como «buenos» y «malos». Mientras que Anti-Tece es partidario de los «malos», Tece solo me deja comer los «buenos» (de nuevo a excepción de los atracones, donde todo vale). Cuando dejé de etiquetar los alimentos, tanto Anti-Tece como Tece perdieron una poderosa arma. Encontrar el término medio requiere mucha paciencia y práctica.

Otra herramienta que me ayudó a vencer a Anti-Tece fue planificar las comidas con antelación. De hecho, a diario enviaba mi plan de alimentación a Thom. Así no tenía que pasarme el día reaccionando a los comentarios «Cómete esto» y «No comas aquello». Mi plan de alimentación equilibrado ya estaba decidido, de manera que no tenía que estresarme por qué comer.

Así que la situación es esta: Tece y Anti-Tece se pelean por si pediré ensalada o un perrito caliente, un aliño hipocalórico o patatas fritas. Ellos se pelean y yo elijo pescado. Como soy yo la que pide los platos, últimamente hasta disfruto comiendo fuera de casa. Pero he decidido que, si alguien se presenta sin avisar, tendrá que sentarse en otra mesa.

¿Añadir grasa?

¿Añadir más grasa a mi dieta? ¿Por qué Susan no me ha pedido que salte por un precipicio, abra las alas y vuele? ¿Añadir grasa? ¿Por qué no ha dicho: «Jenni, tienes que salir, comprar una pistola y atracar el primer supermercado que encuentres»? ¿Añadir grasa? Igual podría haberme pedido que publicase los secretos más recónditos de mi mejor amiga en *The New York Times*. ¿Añadir grasa? Va en contra de mis valores, se opone a todo lo que soy... Nada de mayonesa, mantequilla ni refrescos.

Así me he sentido cuando Susan me ha dicho que tenía que añadir más grasa a mi dieta. Luego lo he pensado bien y me he dado cuenta de que hacerlo no atenta contra mis valores fundamentales, pero sí contra todo aquello en lo que cree Tece. Su sistema de valores me dice: «La valía de una persona depende de la cantidad de grasa de su dieta». Mis principios se centran en cuestiones más importantes, como cuánto valoro la vida, respeto a los demás y guardo los secretos de mis amigos. Así pues, aunque añadir grasa hace temblar la existencia de Tece, no tiene que alterar mi mundo.

Debo reconocer que prácticamente tengo un máster en cómo evitar las grasas en la dieta. Pero lo cierto es que estoy licenciada en Bioquímica y por eso sé que mi organismo las necesita para funcionar bien. Por ejemplo, la grasa es un componente fundamental de las membranas de todas y cada una de las células de mi cuerpo. Además, no consumir suficiente grasa me predispone a darme atracones. Tras un largo periodo sin comer grasa, suelo acabar atiborrándome de alimentos grasos porque mi cuerpo la necesita.

Así que hoy estoy adentrándome en el desconocido mundo de la grasa. La próxima vez que vaya a un restaurante, ¡puede que hasta use el cuchillo de la mantequilla! Y quizá pida helado de verdad en vez de yogur helado. A lo mejor incluso tiro a la basura la margarina y compro mantequilla de la buena. Añadir grasa a mi dieta es aventurarme en un mundo nuevo. Quizá sea divertido.

Lo sea o no, sin duda es aterrador. Mientras escribo estas líneas, Tece está pintando en mi cabeza un horrible retrato del aspecto que tendré después de añadir grasa a mi dieta. Y estoy bastante de acuerdo con él. Pero aun así, voy a desobedecerle. Al fin y al cabo, después de tantos años dándole la razón, por experiencia te diré que al final suele equivocarse. Así que estoy segura de que también se engaña con esto.

¿Añadir grasa? Sí, voy a hacerlo. De hecho, estoy a punto de ir al supermercado para aprovisionarme de productos que no he comprado jamás. Podré explorar pasillos que no he recorrido nunca. Por supuesto, Tece pataleará y chillará todo el camino. Pero lo distraeré animándolo a jugar a su juego preferido: analizar qué contienen los carros de los demás. Mientras ve cómo la mujer del tercer pasillo coge una bolsa de palomitas de maíz para microondas, elegiré leche semidesnatada en vez de desnatada. Mientras averigua si el hombre del cuarto pasillo comprará copos de maíz o cereales azucarados, cogeré queso y mantequilla de cacahuete. Mientras intenta contar el número de refrescos del carro del joven del séptimo pasillo, viviré mi vida.

Recuerdo un día que estaba en la consulta de mi dietista.

—Susan —dije—, no entiendo por qué necesito añadir más grasas a mi dieta. Podría sobrevivir otros cincuenta años sin ella.

—Quizá. O quizá no —respondió Susan—. Pero no se trata de sobrevivir, sino de vivir.

¡Mujer al agua!

Primero me hizo andar hasta el final de la tabla. Después me dijo que diera el siguiente paso en mi recuperación, lo que me precipitó al vacío, hacia las turbias aguas que había bajo mis pies. Así me sentí cuando Susan dijo: «Es hora de que pases de tu plan de alimentación a comer de manera intuitiva». Al parecer, se deshacía de mi plan y me decía que tenía que empezar a escuchar a mi cuerpo. Dependía de mi plan de alimentación, y no estaba segura de poder hacerlo sola. Era distinto de la vez que me había dicho que tirara mi plan a la basura. En aquel momento, quería que tuviera la información en la cabeza en vez de en una hoja de papel. Esta vez lo que me pedía era que me olvidara de él e hiciera algo llamado «comer de manera intuitiva».

Cuando caí por la borda, Tece me esperaba en un bote salvavidas. Me instó: «Sube. Está claro que a Susan no le importas, pero yo sigo aquí». Rechacé sus intentos de «ayudarme» y me mantuve frenéticamente a flote durante una semana, el tiempo que tardé en volver a ver a Susan.

En la siguiente visita, le comenté que no me gustaba mucho nadar. Ella me dijo que no se había explicado bien; no tenía que tirar mi plan a la basura. Reconoció que no debería haber empleado las palabras: «Es hora de que pases de tu plan de alimentación a comer de manera intuitiva». Lo cambió: «Tienes que mantener tu plan y añadirle las señales que te da el cuerpo». Debía utilizar la información de mi plan y, además, escuchar a mi cuerpo. Aún tenía que ceñirme a mi plan de alimentación, pero necesitaba aprender a modificarlo basándome en lo que me decía mi cuerpo. Por ejemplo, si aún tenía hambre cuando terminaba de comer, necesitaba otra ración de fruta, proteína o lo que me apeteciera. Saber que no dejaba mi plan de alimentación lo cambió todo para mí.

Así que, después de todo, no necesité el bote salvavidas de Tece. De hecho, dejé de sentir pánico al agua, metí los pies y me di cuenta de que podía mantenerme derecha.

Control básico de alimentos

A las cinco de la tarde, la bandeja de burritos está medio llena. Una hora después, no queda ni uno. Y no sé dónde han ido los burritos desaparecidos. Años atrás esto no habría sido posible. Tece me enseñó bien, y yo habría seguido la pista a todos los burritos. Sería algo parecido a esto: Christina se ha comido un burrito y medio. Bob ha cogido tres, se ha comido dos y ha tirado uno. Lindsey se ha llevado un burrito y se ha comido las tres cuartas partes. Pero hoy no. Hoy, un gran número de burritos siguen en paradero desconocido.

Vale, reconozco que antes del último avistamiento de los burritos a las cinco y media era consciente de cómo se distribuía la comida en la fiesta. Porque antes de esa hora Tece se estaba comportando como si lo hubiera invitado. Me estaba bebiendo mi Coca-Cola Light a sorbitos, lanzaba miradas asesinas al gran surtido de comida y tomaba nota de lo que estaban comiendo los demás. A esas alturas de mi recuperación, Tece ha adquirido tácticas nuevas para mantener la comida a raya. Esta noche ha utilizado una de sus nuevas favoritas: «Nada de lo que hay aquí se ajusta a tu plan de alimentación». Tece actúa como si lo apoyara, pero lo utiliza contra mí. Y, por supuesto, con Tece es todo o nada. No dice que X e Y no se ajustan a mi plan de alimentación. No, afirma que toda la variada comida de las cinco grandes mesas no se ajusta a él. Y, por supuesto, utiliza el argumento de siempre: «Si comes algo de esto, mañana engordarás». Durante unos treinta minutos, le hago caso. Luego, me doy cuenta de lo que hace. Tengo hambre. Me he acercado a la comida y he comido una cantidad razonable. No he intentado demostrar a Tece quién manda atiborrándome. Después de comer, me he sentido muy a gusto. La fiesta ha pasado a centrarse en las personas y la comida ha quedado relegada a un segundo plano. Y es entonces cuando he perdido la pista a los burritos.

El turno de Thom

1. Compartir tu plan de alimentación

Entre los e-mails que recibo a diario hay mensajes de colegas, amigos, pacientes, lectores y, por supuesto, el correo basura de rigor. A veces recibo un menú del día. Jenni fue la primera en hacerlo y ahora muchas otras personas han sacado provecho de la idea. Cuando pasa por un momento especialmente difícil con la comida, Jenni aún me manda su plan de alimentación y detalla qué piensa comer ese día. Suele enviármelo varios días seguidos, hasta que vuelve a sentirse bien.

Al escribir un plan de alimentación y enviárselo a alguien de confianza, le impides a Tece que poco a poco gane terreno para retomar el control de tu vida o le dificultas que siga controlándote si ya se ha afianzado en su posición. Al compartir el plan de alimentación, demuestras tu voluntad de cuidarte al menos durante ese día. Aunque no te ciñas a él, estarás dando un paso importante para plantarle cara y no dejarte pisotear.

2. Compartir un atracón

Trabajé con Jenni durante casi un año antes de conseguir que me explicara qué había comido durante un atracón. Yo sabía que compartir esa información conmigo aliviaría parte de la vergüenza que aquello le hacía sentir. Pero Jenni siempre pensaba que era la mejor bulímica del mundo. Estaba convencida de que sus atracones eran «más grandes y peores» que nada de lo que yo hubiera visto. Pensaba que me asombraría tanto de lo mucho que había comido que la despreciaría, que me daría cuenta de que era demasiado para mí y que quizá tiraría la toalla. Por supuesto, se equivocaba.

Por fin, un día Jenni me trajo su diario de alimentación, que detallaba muchos atracones. Me dejó leer uno típico mientras estaba sentada en mi despacho tapada con una manta para esconder la vergüenza. Para su sorpresa, la descripción de su atracón me pareció normal. Cuando se convenció de que le decía la verdad, reconoció que se sentía menos avergonzada y más en paz en relación con sus conductas con la comida.

Tanto si tus atracones tienen el tamaño de una comida normal como si equivalen a diez, te resultará útil anotar lo que has comido y compartirlo con alguien de tu equipo de apoyo. El amor y la aceptación incondicionales que recibirás superarán tu vergüenza por haberte dado el atracón. Y si crees que eres la mejor bulímica que hay, recuerda que ese honor le corresponde a Jenni.

3. Tu relación con la comida

Durante el proceso de recuperación, necesitarás establecer un modelo específico que te permita construir una relación saludable con la comida.

Escribe una lista de los aspectos saludables que ya incluye tu relación actual con la comida. Estos eran algunos aspectos saludables de la relación de Jenni con la comida cuando inició su proceso de recuperación:

1. Incluyo una amplia variedad de frutas y verduras en mi dieta.
2. Disfruto comiendo con mis amigos y familia.
3. A veces me permito comer postre.

Escribe una lista de todos los problemas que tienes con la comida. Algunos de los de Jenni eran los siguientes:

4. A veces, sigo comiendo cuando ya no tengo hambre y me pongo hasta arriba.
5. Por lo general, no me permito incluir grasas en mi dieta.
6. Disfruto cocinando para otros, pero nunca me como nada de lo que preparo.

Quizá parezca mucho pedir, pero es muy importante que tu lista sea detallada y completa.

Visualiza la relación saludable con la comida a la que aspiras con tu recuperación. Descríbela en detalle y piensa en ejemplos concretos de comer sano. Si sigues un plan de alimentación, inclúyelo en tu visualización. Si no sigues ninguno, escribe un menú saludable para un día.

Ahora viene el verdadero desafío. En los dos días siguientes, come siguiendo las pautas que has visualizado. Si te parece demasiado, pruébalo solo un día.

Aquí tienes un par de ideas sobre la comida que seguro que a Tece no le gustarán: 1) Para obligarse (como en el ejercicio 1), muchas personas encuentran útil hacer una foto de su plato antes de las comidas y enviársela a alguien de confianza. Algunas envían un mensaje de texto después de comer. 2) La app Recovery Record te permite llevar un registro de tus progresos con la comida e incluso sincroniza la información que recoges —sobre comida y sentimientos— con la cuenta de tu terapeuta (es decir, si él o ella utiliza la aplicación).

3

ESPEJITO, ESPEJITO...

¿Realmente la delgadez lo es todo?

Los trastornos de la conducta alimentaria se caracterizan por una preocupación excesiva por el aspecto físico, sobre todo en relación con la talla y el peso. Hubo una época en la que consideraba que lo más importante era estar delgada. Ahora sé que la vida es más que caber en una talla XS. Esta tercera parte te ayudará a dejar de criticar tu aspecto y te preparará para reconocer el sentido de tu vida.

No parece que tenga un trastorno de la conducta alimentaria

Me dijeron que era un destacado experto en trastornos de la conducta alimentaria, un médico con muchos años de experiencia que por aquel entonces dirigía esa unidad en un prestigioso hospital. Fue el primer profesional de la salud al que acudí cuando por fin reconocí que tenía un problema con la comida. Ya puedes imaginarte lo mucho que me costó dar aquel paso tan drástico.

Cuando entré en su consulta, el médico dijo lo peor que podía haberme dicho. Sus palabras fueron: «No parece que tenga un trastorno de la conducta alimentaria».

Ahora, tras muchos años de recuperación, me doy cuenta de lo ignorante, peligroso y poco profesional que fue aquel comentario, sobre todo en boca de un «experto». Ante todo, en la época en la que acudí a su consulta cumplía todos los criterios diagnósticos de la anorexia, incluido el peso, pero para él tendría que haber estado más delgada. ¿No se daba cuenta de que un comentario así podría haberme hecho perder la estabilidad o, mejor dicho, perder aún más peso?

Más importante, no hay que tener ningún físico o aspecto concretos para padecer un trastorno de la conducta alimentaria. Cualquier persona, con independencia de su sexo, raza, edad, estatura o peso, puede tener un trastorno de la conducta alimentaria. La chica que vive calle abajo puede ser anoréxica; la empleada del supermercado quizá sea bulímica. No importa su apariencia.

Muchas personas con trastornos de la conducta alimentaria no buscan ayuda porque creen que su aspecto no es lo suficientemente enfermizo como para tener un trastorno de la conducta alimentaria. Lo cierto es que algunas de las chicas más enfermas de mi grupo de terapia en uno u otro momento fueron las chicas cuyo peso parecía «normal». De hecho, por lo que se refiere a mis problemas con la comida, estuve mucho peor cuando mi peso era «normal» que en las épocas en las que estaba delgada hasta el extremo.

No incluyo en este libro ninguna fotografía de mi aspecto antes de recuperarme porque no quiero que nadie utilice mis imágenes para determinar que no necesita tratarse. Algunas personas pueden pensar que deberían tener mi aspecto para pedir ayuda. Te animo a no compararte con las fotografías de personas con trastornos de la conducta alimentaria que aparecen en televisión o en las revistas. Por supuesto, Tece te dirá que no estás tan delgada como para padecer un trastorno de la conducta alimentaria. Nos lo dice a todas.

El otro día una chica de mi grupo de terapia nos habló de su primera sesión con un nuevo psicoterapeuta. Las primeras palabras que salieron de sus labios fueron: «No parece que tengas un trastorno de la conducta alimentaria».

No es sorprendente que estemos tan confundidas sobre si lo padecemos o no cuando tantos profesionales parecen no saber que quienes los sufren vienen en todas las formas y tamaños.

Los trastornos de la conducta alimentaria tienen su origen en una excesiva necesidad de control, un perfeccionismo extremo y un obstinado odio hacia uno mismo. No con si te rozan los muslos, la anchura de tus caderas, el tamaño de tu trasero o lo que marca la báscula. Por desgracia, la anorexia, la bulimia y los trastornos relacionados existen en todos los pesos. No discriminan. Tece estará encantado de destrozarte la vida sin importarle tu talla y tu peso.

No se lo permitas.

La báscula

En cuarto, mis compañeros de clase y yo formábamos una larga cola mientras esperábamos a que la enfermera escolar nos subiera a la báscula. Después de pesar a mi amiga Sandi, gritó: «¡Treinta y cuatro kilos y medio!». Yo era la siguiente y estaba hecha un manojo de nervios. ¿Y si la enfermera decía una cifra altísima? Entonces toda mi clase conocería mi secreto. Sabrían que estaba gorda. Despacio, subí al voluminoso artilugio metálico. Un pie. Los dos. La enfermera pareció tardar una eternidad en calibrar las pesas.

No podía dejar de pensar «Decídete» mientras ella se tomaba su tiempo para determinar el destino de mi vida. Por fin, gritó: «¡Treinta y cuatro kilos y medio»!. Le toqué el hombro con el dedo y le susurré que se había equivocado. La que pesaba treinta y cuatro kilos y medio era Sandi, no yo. Disgustada, me miró a los ojos y me dijo: «¿Crees que no sé utilizar una báscula, jovencita? Pesas treinta y cuatro kilos y medio. Anda, baja». ¿Como era posible que pesara lo mismo que Sandi? Teníamos la misma estatura, pero, de las dos, ella siempre había sido la delgada. Yo, la gorda. No obstante, la báscula demostraba lo contrario. Me decía que estaba delgada. Que era buena persona. Fue entonces cuando la báscula y yo nos hicimos amigas.

Por supuesto, a Tece le cayó fenomenal mi nueva amiga. Acabé empezando el día con la báscula. Si marcaba un número demasiado alto, Tece me decía que era un ser despreciable. Patético. Pero si le gustaba lo que veía, me subía el ego. Exclamaba: «¡Eres una campeona! ¡Controlas tu vida!». Aparte de decirme si era buena persona o no, Tece utilizaba lo que marcaba la báscula para determinar qué podía comer durante el día. Un número alto exigía restringir la ingesta. Si era lo suficientemente bajo y Tece estaba de especial buen humor, podía permitirme un tentempié después de clase o incluso un postre.

Cuando inicié mi proceso de recuperación, me alejé de la báscula de inmediato. Tece no se tomó bien nuestra ruptura. Gritó: «¿Qué haré sin mi instrumento preferido? ¿Cómo te controlaré?» (reconozco que encontró otras maneras de hacerlo, pero ninguna tan eficaz como la báscula). Además de romper con ella, decidí no dejar que nadie me informase sobre mi peso. Permitiría que mi médico me pesara a condición de que no me desvelara la cifra. No quería que una enfermera nueva me lo dijese sin querer. No quería hablar de él con el médico ni que colocaran mi historia médica en un lugar donde yo —o Tece— pudiéramos leer lo que pesaba. Así que, según fui subiendo de peso durante mi recuperación, nunca supe si era mucho o poco. Esa estrategia me funcionó. Habla con tu equipo de apoyo para determinar qué es lo mejor para ti.

Actualmente no sé lo que peso. Es una libertad enorme. Como debes de saber, da igual lo que marque la báscula, porque Tece intentará utilizarlo en tu contra. El número nunca es suficientemente bajo. A veces, cien gramos son demasiado o muy poco. Hoy solo peso los pros y los contras al tomar una decisión. Cuando decidí dejar de usar la báscula, los pros pesaban más que los contras. Y fue una decisión que no me tomé a la ligera.

Gordura

Cuando visito a mi internista, el doctor Tucker, me dice: «No tienes que ganar ni perder un gramo. Estás en tu peso ideal». Por supuesto, Tece interviene: «El doctor Tucker es idiota. Solo estarás en tu peso "ideal" cuando te diga que tienes que engordar veinte kilos. Asúmelo. Estás gorda».

¿Me fío de Tece o del doctor Tucker? Confío en el hombre que pasó años en la facultad de Medicina analizando el cuerpo humano y que dedica la vida a ayudar a la gente a tener una salud óptima. (Tece jamás aprobaría el examen de ingreso a la facultad de Medicina ni dedica un segundo de su vida a asegurarse de que el corazón aún me late). En otras palabras, confío en el doctor Tucker. Su papel en mi equipo de apoyo es el de tener plena autoridad sobre mi peso. Durante la recuperación, mi peso ha fluctuado. A veces, el doctor Tucker me decía que tenía que engordar y otras que estaba en mi peso. Pero fuera cual fuese mi peso, siempre me ha animado a seguir avanzando en mi recuperación. Me ha ayudado a hacer las modificaciones necesarias en mi plan de alimentación para mantener una salud óptima. ¡Qué alivio tener al doctor Tucker supervisando mi peso! Ya no necesito preocuparme por si estoy gorda o no. Confío en él y creo en lo que me dice.

¿Significa eso que, cuando me miro en un espejo, digo: «Jenni, qué delgada estás»? Claro que no. Tece está en todos los espejos señalándome la celulitis, las lorzas y las mollas. A menudo me veo gorda. No solo confío más en la opinión del doctor Tucker que en los comentarios de Tece, sino que también me fío más de él que mis ojos. Cuando me veo gorda, sé que no lo estoy. ¿Significa eso que nunca me siento gorda? No. De hecho, Thom piensa que «sentirme gorda» me beneficia. Una verdadera prueba para mi recuperación ha sido sentirme gorda y aun así desayunar, comer y cenar. Thom dice que ceñirme a mi plan de alimentación y a la vez sentirme gorda demuestra que mi recuperación es muy firme. Al margen de cómo me sienta, el doctor Tucker controla la báscula y nunca me dice lo que marca. No necesito las cifras para saber que gozo de buena salud.

Mi pelotón privado

Mi madre se hubiera llevado un chasco al enterarse de los hombres que escondía en el armario. Entre ellos estaban los soldados rasos Calvin Klein, Gap y Wrangler. Formaban mi vestuario y libraban las guerras de mi vida. Respondían ante el sargento Tece, y la razón de su existencia era protegerme. Tece afirmaba: «Tu pelotón privado se asegurará de que nunca seas una fracasada. Pero si alguna vez pierdes a estos muchachos, no valdrás nada».

Lo único que tenía que hacer para que mi pelotón no me abandonara era estar siempre delgada hasta el extremo. El soldado Klein insistía en que me mantuviera en la talla XS y el soldado Gap me ordenaba que nunca pasara de la XXS. El soldado Wrangler me permitía la talla S, pero siempre que fuera «pequeña». Si me mantenía suficientemente delgada, se quedarían y librarían mis batallas. Si un examen no me iba perfecto, luchaban para demostrar que no era un desastre. Si se me olvidaba la letra de una canción mientras actuaba, confirmaban que seguía siendo una cantante maravillosa. Mientras cupiera en ellos, era delgada. Era buena. No importaba nada más.

Si engordaba, el sargento Tece me advertía de que ordenaría a mi pelotón que se ausentara sin permiso. Sin ellos, si suspendía un examen, era idiota. Si cometía un error en una canción, jamás triunfaría como cantante. Si no estaba lo suficientemente delgada, mi red de seguridad desaparecería. Cuando empecé a recuperarme, me di cuenta de que Tece no ordenaba a mi pelotón que luchara por mí, sino contra mí. Me estaban asfixiando poco a poco, así que yo, no Tece, trasladé a mi pelotón a una tienda de ropa usada. Y di uno de los pasos más difíciles que he tenido que dar durante mi recuperación. Me fui de compras y elegí ropa de la talla que necesitaba mi nuevo cuerpo sano. Hoy tengo un vestuario que se adapta a mí. Ya no necesito cambiar físicamente para caber en un vestido o un pantalón concreto. Mi ropa nueva no me protege de nada, salvo del tiempo. En mi armario guardo mis vaqueros favoritos Old Navy. Pese al nombre, no tengo ningún marinero allí dentro. Ya estoy harta de tanto militar.

Jenni la Flaca

En una empresa de barrio de Music Row, en Nashville, me conocían como Jenni la Flaca. Cada vez que entraba en el edificio, me bombardeaban con «Hola, Jenni la Flaca», «¿Cómo te va, Jenni la Flaca?», «¿Qué podemos hacer por ti, Jenni la Flaca?». Me conocían por mi cuerpo escuálido. Era Jenni la Flaca y me encantaba.

Cuando empecé a recuperarme, hice un parón en mi carrera como cantante y concentré toda mi energía en curarme. Como dejé de componer canciones, pasé casi dos años sin visitar aquella empresa.

Al volver a entrar en el edificio, lo hice como una mujer nueva, una Jenni sana y feliz. Mientras esperaba sentada en recepción, alguien me dijo: «Hola, Jenni la Flaca». De inmediato, la recepcionista me miró con cara de desconcierto y me preguntó: «¿Por qué iba nadie a llamarte Jenni la Flaca?». Por supuesto, la autoestima se me cayó a los pies de inmediato y Tece se rio a carcajadas. Dijo: «¿Ves? Ya no estás flaca. Estás gorda. Si me haces caso, puedo ayudarte a recuperar tu título, Jenni la Flaca».

Tras unos segundos para recomponerme, respondí a aquella recepcionista tan puntillosa: «Tengo un trastorno de la conducta alimentaria. La última vez que vine pesaba mucho menos que ahora. Ahora estoy recuperándome y me va muy bien». La joven no supo cómo reaccionar a mi sincera respuesta, así que se puso a trabajar en el ordenador y a revolver los papeles de su mesa. Cuando salí, busqué apoyo y llamé a Morgan* porque no quería que Tece se aprovechase de la situación. Le expliqué el incidente con la recepcionista. Le dije que, al principio, me había tomado su comentario como un insulto. Luego, tras pensar en lo maravillosa que era mi vida sin Tece, logré reunir la confianza necesaria para decirle la verdad. Hoy estoy encantada de que ya no me recuerden por mi talla. Cuando era víctima de la anorexia, solo me importaba estar delgada. Y supongo que era lo que proyectaba, porque es lo que a todo el mundo le venía a la mente cuando pensaba en Jenni.

Ahora, cuando alguien me recuerde, espero que me relacione con palabras como «enérgica», «vital» y «afectuosa». De vez en cuando, Tece aún intenta que vuelva con él, insinuando que la primera palabra que se le ocurre a la gente al pensar en mí es «gorda», pero no me lo trago. Soy más que una talla. Y tú también.

---

* Telefonear a Morgan para que me apoyara lo cambió todo. Si a veces te cuesta llamar, envía un breve mensaje de texto (como «SOS» o «Tece»). Habla con tu equipo de apoyo para que sepan qué pondrá en tu mensaje de socorro y cómo pueden ayudarte.

Impurezas

Si cuelas agua con un filtro caro, no esperas que salga marrón. Aunque nunca instalaría un purificador defectuoso en mi grifo, durante años dependí de otra clase de filtro deficiente en mi vida. Se llama Tece. Es de los inversos: no depura, contamina. E infecta las palabras. Una frase le entra por los oídos y una interpretación sale por su boca.

Si alguien me dice «Tienes buen aspecto», Tece escupe: «Estás hecha una vaca». Deduce lo mismo de «Me encantan tus curvas» e incluso «Tienes unos dientes preciosos». Tece transforma el halago de un amigo sobre mi pelo en: «Estás hecha una vaca, fijo». Cuando mi primer psiquiatra me dijo «No parece que tenga un trastorno de la conducta alimentaria», Tece se rio y sentenció: «Estás hecha una vaca». Cuando mi actual equipo de apoyo me dice «Estás avanzando mucho», Tece me explica que, en realidad, lo que intentan decir es: «Te has puesto como una vaca».

Sea cual sea la combinación de palabras que le entra por los oídos, como el agua, siempre sale turbia. Durante mi recuperación aprendí a tirar mi filtro a la basura. Hoy me tomo las palabras de la gente al pie de la letra. Si una amiga me dice «Bonito abrigo», supongo que le gusta de verdad. Siempre he esperado que los demás me crean cuando hablo, y ahora les prodigo el mismo respeto.

Cuando Tece me tienta para que dé otra oportunidad a nuestro matrimonio, me ayuda hacer preguntas aclaratorias. Por ejemplo, puedo decirle a una amiga: «Cuando me has dicho que tengo muy buen aspecto, yo he oído que estoy gorda. ¿A qué te referías?». Hasta hoy, la respuesta a esa pregunta nunca ha incluido la descripción de un animal de granja pasado de peso.

Miss Anoréxica

No hay nada comparable al apoyo que me brindan mis compañeras del grupo de terapia para trastornos de la conducta alimentaria. Y nada parecido a la competencia que hay entre nosotras. No competimos por quién ofrece el mejor apoyo, cuál va más avanzada en su recuperación o quién es la más guapa. No, en nuestro concurso los puntos se conceden por ser la que menos come, la que más tiempo ayuna y la que más adelgaza. También hay puntos extra para la que consigue pesar menos que ninguna.

Cuando entré por primera vez en la sala de terapia de grupo, Tece ya se había formado un juicio de todas. Me ofreció un análisis rápido de las que estaban más delgadas y más gordas que yo. Dijo: «Las chicas más delgadas que tú son claramente mejores». Añadió que las que habían estado hospitalizadas y alimentadas por sonda eran más fuertes porque habían conseguido ayunar más tiempo. Tece me dijo que tendría que parecerme más a la chica que solo comía una manzana diaria.

Ahora me he dado cuenta de que la competencia no es entre mis compañeras y yo, sino entre nuestros Tece respectivos. Mientras nosotras pasamos cada lunes una hora y media ayudándonos a avanzar en nuestra recuperación, nuestros Tece no hacen más que intentar averiguar cuál pesa menos. Cuando Amy me llama para decirme que lleva dos días sin comer, le ofrezco apoyo y palabras de aliento, pero Tece me dice que tendría que envidiar su autocontrol. Siempre que reconozca que Tece, no Jenni, quiere que me coronen Miss Anoréxica, puedo mantenerme firme en mi recuperación y brindar apoyo a las compañeras que me necesitan.

Hace poco Tece me dijo que no podía salir con las chicas el sábado por la noche porque estaba gorda. Dijo: «Jenni, todas las chicas que salen esta noche están más delgadas que tú. Serás la más gorda».

Al principio estuve de acuerdo con él: «Tienes razón. Me pasaré la noche envidiando lo delgadas que están. Acabaré con el ánimo por los suelos».

Entonces recordé que Tece dirige el concurso a la mejor anoréxica, no yo. Así que salí con mis amigas. Tece se pasó la noche intentando determinar quién tenía los brazos más delgados, quién llevaba ropa de menos talla y quién cenaba menos. Por supuesto, luego me pasa toda esa información, pero no le hago ni caso. Solo me centro en lo importante. Me río. Escucho. Vivo.

Hay que estar delgada

A los siete años, mis compañeras de danza y yo estábamos sentadas en círculo escuchando a la profesora mientras explicaba la
importancia de estar delgadas. Nos dijo qué deberíamos comer
y nos enseñó ejercicios que nos ayudarían a tonificar las partes
fofas del cuerpo. Solo tenía siete años.

A una corta edad aprendí que para ser artista había que estar
guapa. Además de oírlo en boca de personas como mi profesora
de danza, lo veía en las revistas, la televisión y el cine. Las actri-
ces, las modelos y las cantantes parecían más delgadas que ninguna de las mujeres con las que me topaba. Tece me ayudó a
conseguir aquel cuerpo sobrehumano; acabé más delgada que
nadie que conociera. Entonces me dijo que podría triunfar en el
mundo de la música.

Ya no estoy tan delgada como antes, pero sigo siendo una
cantante que intenta triunfar en el mundo de la música. Tece no
deja pasar la menor ocasión para decirme que no lo conseguiré
por culpa de mi peso. ¿Y qué hago yo?

Sigo haciendo lo que me conviene. Me ciño a mi plan de alimentación y a mi programa de ejercicio. Intento no obsesionarme con mi peso y me siento de maravilla. También busco refe-
rentes con cuerpos sanos en los medios de comunicación. Una

de esas personas es Cindy Crawford. Es una de las modelos con más éxito de todos los tiempos y su peso es normal. Crawford incluso ha sido tachada de «gorda» por sus esqueléticas compañeras. Como ella, me esfuerzo por ser un referente positivo. Lo curioso es que, cuando estaba extremadamente delgada, mi voz lo era todo menos ideal. No tenía fuerzas para cantar las notas agudas. Carecía de la capacidad pulmonar necesaria para alargar las frases. Y era incapaz de imprimir emoción a mi música. Solo era el cascarón vacío de lo que parecía la cantante perfecta. Desde luego, era incapaz de concentrarme el tiempo suficiente para componer una canción. Cuando estaba hundida en mi trastorno de la conducta alimentaria, empecé muchísimas letras. Solo ahora he podido terminar algunas.

Hoy puedo cantar de verdad. Componer. Y la gente me dice que tengo un aspecto estupendo. Por supuesto, ya no me dicen: «Oh, estás delgadísima». Pero tampoco a Cindy Crawford. Y soy capaz de encajarlo. Hace poco me hice los mejores primeros planos de mi vida. Salgo con las mejillas sonrosadas y los ojos rebosantes de vida. El comentario que más solían hacerme sobre mis anteriores primeros planos «anoréxicos» era: «Parece que estés drogada» (veían una mujer en una relación de maltrato, con Tece). No es la imagen que quiero proyectar a los sellos discográficos. Hoy puedo presentarme como una mujer fuerte y sana que tiene la suficiente enjundia para componer canciones de verdad y energía de sobra para interpretarlas. Y eso me gusta.

Lindsey

La gente siempre me pregunta cuántos años tenía cuando desarrollé mi trastorno de la conducta alimentaria. Mi respuesta es: «Desde que tengo memoria, nunca me he permitido comer determinados alimentos. Y no recuerdo un tiempo en el que no pensara que estaba gorda». Pero después de hoy sé que tuvo que haber una época en la que estuviera satisfecha con mi cuerpo.

He pasado el día cuidando a Lindsey, una niña de dieciocho meses. Mientras la bañaba, me he fijado en cómo reaccionaba a su cuerpo, en cómo se miraba los brazos y las piernas y en cómo se trataba. Es una niña preciosa y sana y, como la mayoría de los niños de su edad, tiene barriguita. La he observado mientras jugaba con ella. Se mojaba las manos y se la acariciaba, esparciéndose el agua por todo el cuerpo. Mientras lo hacía, sonreía y se divertía. No le repugnaba su barriga; no se pellizcaba la grasa que la recubría ni deseaba amputársela. Aceptaba su cuerpo y estaba fascinada con todas y cada una de sus partes. Me gusta pensar que yo era así a los dieciocho meses.

Y estoy convencida de que algún día podré volver a verme de este modo. Cada día que pasa me acerco más a esa clase de aceptación de mí. Tengo momentos en los que me encanta ser mujer y tener curvas. Y ahora que como bien y hago ejercicio de manera saludable, empiezo a sentirme cómoda en mi cuerpo. Me gusta la fuerza que noto en las piernas al andar. Cuando ayunaba, me sentía débil a todas horas, como si el viento se me pudiera llevar. Hoy piso fuerte. ¿A qué edad empezará Lindsey a atormentarse por su cuerpo? ¿Cuándo entenderá el significado de la palabra «gorda»? La miro y espero que nunca caiga en las garras de un mortífero trastorno de la conducta alimentaria. Cuando las personas como tú adquiráis más conocimientos sobre los trastornos de la conducta alimentaria y busquéis ayuda, los niños de hoy podrán crecer en una sociedad que se centre más en la salud que en el peso, en un mundo que no considere el aspecto físico la faceta más importante de la identidad. La siguiente generación quizá no tenga que librar una guerra contra su cuerpo porque nosotros estamos cambiando en este preciso momento.

Una ilusión

«Los objetos en el espejo están más cerca de lo que parece». Nunca tuve problema para creer en el texto impreso en el espejo retrovisor de mi coche. Pero no era capaz de dar crédito a los profesionales que me decían: «Cuando te miras el cuerpo, no es como te parece». Sabía que los trastornos de la conducta alimentaria estaban asociados a problemas con la imagen corporal y que yo padecía ese trastorno. No obstante, cuando se trataba de mi cuerpo, no tenía problemas de vista. Me veía gorda. Tece estaba de acuerdo conmigo. Me decía: «Lees la última fila de letras en el oculista. No te creas esa mentira de la ilusión. Te ves gorda porque lo estás». Para consternación de Tece, por fin tuve una experiencia que me convenció de lo contrario.

Hace poco estaba en casa de una amiga mirándome en su espejo. Era tan grande que no podía evitar ver mi reflejo. El caso es que la chica del espejo me pareció gorda. Al día siguiente, volvía a estar justo en el mismo sitio, mirándome de nuevo en ese espejo enorme, pero la persona que me devolvía la mirada no era la misma. Estaba estupenda; gorda no, desde luego. Me quedé pasmada porque, veinticuatro horas antes, esa chica era enorme, sin duda. En ese momento, Tece intentó convencerme de que había perdido diez kilos durante la noche. Verás, cuanto más avanzo en mi recuperación, menos sentido tiene lo que me dice Tece. No me lo tragué, y supe que, en efecto, veo una ilusión cuando me miro en el espejo.

Ahora, cuando miro mi cuerpo, recuerdo que los objetos en un espejo no son siempre como parecen. Tece discrepa: «Tienes una visión del cien por cien y los muslos gordos». En esos momentos, agradezco haber dejado en manos del doctor Tucker la responsabilidad de valorar mi peso. Él dice que es «ideal» y que no necesito perder ni un gramo. No obstante, cuando paso por delante de un espejo, no puedo evitar pensar en lo que necesito perder. Y no es peso; es perder a Tece.

Delgada

Cuando estaba hundida en mi trastorno de la conducta alimentaria, «Estoy delgada» era mi respuesta a todas las preguntas difíciles de mi vida. ¿Soy feliz? Sí, estoy delgada. ¿Soy buena cantante? Claro, estoy delgada. ¿Soy una persona segura? Por supuesto, estoy delgada. Siempre que estuviera delgada, no tenía que pensar en nada más. Y, como estaba matándome de hambre, no podía pensar con claridad. Al recordar esos años, me doy cuenta de que mi obsesión por estar delgada me nublaba la mente.

Mi peso era lo único que creía que podía controlar. Me aterraba la posibilidad de engordar. Me ponía delante del espejo y me preguntaba cómo podía dejar de subir un kilo. Si lo ganaba, era patética. Si la ropa empezaba a apretarme, no controlaba nada. Entonces tendría que centrarme en otras facetas de mi vida y reconocer mis imperfecciones.

A veces, recuperarse significa subir de peso. Pero no lo veo como un fracaso. De hecho, es al revés. Es un triunfo. Significa que ya no estoy obsesionada con controlar lo que marca la báscula. Como mi peso ya no dirige mi vida, puedo ocuparme de otros asuntos. De hecho, me expongo a la posibilidad de fracasar. Agradezco esta capacidad de asumir riesgos.

Hoy estoy más implicada en mi vida y más conectada con mis verdaderos sueños. No vivo en una bruma en la que todo me parece de color de rosa mientras me mato poco a poco. La niebla se ha disipado y el mundo brilla más. Cuando salgo a la calle, me fijo en cosas que nunca había visto: las hojas que cambian de color en otoño, las primeras flores de la primavera y un conejito que vive en mi jardín. Y cuando entro en mi mente, veo pasiones, temores y preguntas que antes no percibía. Sigo sin tener respuestas perfectas a todas las preguntas de la vida, pero ahora sé que no tienen nada que ver con «estoy delgada».

Vampira

No hay nada mejor que coger el correo y encontrar la carta de una vieja amiga entre el recibo mensual del teléfono y uno de los muchos folletos de propaganda comercial. Y nada peor que abrir la carta y descubrir que tu amiga ha adjuntado fotos de ti. Esos son los momentos en los que querría ser vampira. Los vampiros no tienen reflejo ni salen en las fotografías. Si fuera vampira, podría mirar escaparates sin temor a reflejarme en ellos. No tendría que mirar fijamente el mugriento suelo de unos aseos públicos para evitar los espejos.

Por supuesto, ser vampira tendría inconvenientes. No podría echarme un vistazo rápido en el espejo para comprobar si me quedan restos de comida entre los dientes. Tendría que confiar en mi peluquero. Y sin un documento de identidad con foto, podría ir olvidándome de conducir o viajar. Pero, sobre todo, si fuera vampira, no estaría tan sana como ahora.

Una parte importantísima de mi recuperación ha sido reconectar con mi cuerpo. Para ello, tuve que dejar de eludir mi reflejo en los espejos. Mirarme bien y aceptar lo que veía. De hecho, una herramienta importante de mi recuperación ha sido ponerme delante de un espejo y mirarme. Por fin me he dado cuenta de que su finalidad no es revelar quién está más delgada, la cantante con más éxito del mercado o yo. Ni tampoco es un instrumento creado para determinar si soy buena o mala persona. Ser vampira habría sido la excusa perfecta para seguir con mi trastorno de la conducta alimentaria. Por suerte, no llegaron a salirme los colmillos. Además, la idea de chupar sangre nunca me ha gustado.

El turno de Thom

1. El maestro hipnotizador

Mientras lees esto, deja que tu atención se desvíe hacia tu pie izquierdo. Concéntrate única y exclusivamente en ese pie. Solo en él. Imagina que empieza a pesarte. Que se vuelve muy pesado. Fíjate en todas las sensaciones que despierta tu pie izquierdo. Te pesa cada vez más. Lee despacio y párate en cada frase para prestar más atención a él. Pesa mucho. Al final, ni siquiera puedes levantarlo.

¿Qué has notado mientras leías el párrafo anterior? ¿Has sentido que el pie izquierdo te pesaba? ¿Te has resistido a las sugestiones? En ambos casos, has pensado en ese pie. Aunque te digas «No voy a pensar en mi pie izquierdo», adivina. Prueba lo siguiente: no pienses en un elefante morado. No pienses en el color verde.

Quizá no lo creas, pero es fácil hipnotizar a la gente. Y Tece es un maestro. Te hipnotiza para hacerte creer que estás gorda. Igual que en el párrafo anterior te ha hecho pensar en tu pie izquierdo y sentir que pesaba cada vez más, Tece dirige tu atención a todos los aspectos del cuerpo que te incomodan. «Nota la cinturilla del pantalón» es una de sus frases preferidas. Te hace creer que estás gorda. Te hace sentirlo y verlo cuando te miras en el espejo, como el maestro hipnotizador que es.

En verdad, el pie izquierdo no te ha pesado más en este ejercicio ni estás tan gorda como Tece te hace sentir. Ahora mismo, está oponiéndose a la idea. ¿Lo oyes? Escribe las sugestiones hipnóticas que te repite sin parar. Ten la lista a mano; ve completándola a medida que seas consciente de ellas. Llevar la lista en el bolsillo o el bolso puede ayudarte a recordar que has estado en un trance inducido por Tece.

2. Fotos de bebé

Jenni me hay dicho que tiene la foto de un bebé en el espejo del baño. Es ella. La pegó como herramienta para enfrentarse a Tece.

Cuando Jenni se mira en el espejo, Tece siempre le dice qué opina sobre su aspecto. «Estás gorda», afirma. Antes, Jenni se lo creía; se miraba y decía: «Sí, estoy gorda». Ahora, cuando oye la voz de Tece delante del espejo, mira la fotografía de la bebé. Hasta hoy, Jenni nunca ha podido mirar a la niña y decirle que está gorda. De hecho, la protege de los comentarios de Tece. Dice: «Te equivocas, Tece. No estoy gorda». La foto impulsa a Jenni a cuidarse pese a las críticas de Tece.

Busca una fotografía de cuando eras pequeña. Pégala en el espejo del baño o enmárcala y póntela en la mesilla. Prueba a decir a la inocente niñita de la foto lo que Tece te dice a ti. Puede que te cueste soltarle que está gorda o que es fea o patética. O quizá no. Al principio a Jenni le costó, pero a muchas pacientes les resulta fácil insultar a su versión infantil (es una manifestación externa de lo que sucede por dentro). En ambos casos, hay algo muy importante que puedes aprender con este ejercicio. Desafíate para reconocer cómo Tece maltrata a la niña que llevas dentro y adquiere práctica en plantarle cara y protegerla.

3. Ropa poderosa

Durante una sesión de terapia con Jenni, mi despacho estaba lleno de vaqueros. Había en el suelo, en el sofá y en los respaldos de las sillas. Eran los pantalones de anoréxica de Jenni, los que llevaba cuando seguía casada con Tece. Aquellos vaqueros, que representaban enfermedad y depresión, ya no tenían cabida en el cuerpo de Jenni. Había hecho falta mucho tiempo, pero por fin estaba decidida a que tampoco cupieran en su vida.

En su armario, los vaqueros le hablaban día y noche. Decían: «Estás gorda», «Si adelgazaras un poco, podrías volver a llevarme» y «Eres patética porque estas demasiado gorda para caber dentro de mí». Jenni no quería que su ropa tuviera tanto poder sobre ella, pero tardó un tiempo en deshacerse de los vaqueros.

Trajo al despacho todos sus pantalones de anoréxica y dedicamos una sesión a despedirnos de ellos. Jenni me contó historias relacionadas con cada par. Sacamos una pistola de rayos de juguete y Jenni disparó a todos los vaqueros para arrebatarles simbólicamente parte del poder que ejercían sobre ella. Al final de la sesión, habían perdido su poder. Se habían convertido en ropa que no era de su talla. Al acabar, Jenni los metió en el coche y los llevó a la tienda de ropa usada.

A las personas que no entienden los trastornos de la conducta alimentaria, puede parecerles una tontería, pero, si los sufres, sabes a qué me refiero. Tienes ropa que te habla, ¿verdad?

Revisa tu armario y encuentra la ropa que tiene poder sobre ti. Júntala y llévala a una sesión de terapia. O elige a una buena amiga con la que puedas hablar de ella. No te agobies si, al principio, te parece mucho pedir. Sé creativa. Puedes meter tu «ropa poderosa» en una caja y dejarla un tiempo en el maletero del coche. O quizá quieras llevarla a casa de una amiga. Tengo una paciente que ha guardado parte de su ropa de anoréxica en un armario de nuestra sala de terapia de grupo. Todos sabemos que está ahí y lo celebraremos cuando decida deshacerse de ella.

Trátate con respeto cuando hagas cosas difíciles como esta, pero sé firme. Deshazte de esa ropa tan poderosa y descubre la libertad que llega con lo que Jenni llama su «armario mudo».

4

UNA MONTAÑA RUSA

Los intríngulis de la recuperación

A veces, el ciclo de darse atracones, purgarse y ayunar parece interminable. Para romperlo, aprendí a mantenerme fiel a mis objetivos, a levantarme cada vez que me caía, a no rendirme nunca. Según iba adquiriendo nuevas herramientas en mi recuperación, Tece me atacaba desde todos los flancos. Pero siempre que siguiera separándome de él, era capaz de dejar de perder terreno. La cuarta parte del libro relata algunas de las experiencias de aprendizaje que me permitieron divorciarme de Tece. Espero que mi ejemplo te sirva para no tener que subir la montaña rusa que viví con Tece.

La abogada defensora de Tece

Estuve a punto de ir a la facultad de Medicina. No llegué a plantearme estudiar Derecho, así que, ¿por qué me descubro tan a menudo como abogada defensora de Tece? Cuando discuto con otras personas sobre imagen corporal o problemas con la comida, me doy cuenta de que defiendo a Tece.

Por ejemplo, un día le dije a Stephanie, una compañera de mi grupo de terapia: «Siempre me siento gorda».

Stephanie respondió: «Jenni, sabes que no juzgas bien tu cuerpo. No estás gorda».

Tece se levantó, y estaba a punto de poner en duda aquel hecho cuando lo aparté de un empujón y dije: «Estoy gorda. No me cabe nada. Hasta mis vaqueros anchos me van pequeños. Todo eso quiere decir que estoy gorda, sin duda».

Cuando pienso en aquella situación, veo que me había pasado al lado de Tece y estaba librando su batalla. Seguro que él me daba palmaditas en la espalda y decía: «Muy bien. Muy bien, Jenni». Quizá hasta le chocara los cinco más de una vez durante la conversación. Y esto ha ocurrido más de una vez. Recuerdo una conversación con mi dietista:

—Hoy he comido en un restaurante, así que esta noche solo cenaré cereales —le expliqué a Susan.

—Tienes que ceñirte a tu plan de alimentación. Un tazón de cereales no es suficiente para cenar —respondió ella.

Una vez más, hablé en representación de Tece:

—Creo que no tendré hambre a la hora de cenar después de comer tanto a mediodía. Un tazón de cereales me saciará. No necesito más. No quiero cenar mucho si no tengo hambre.

Hoy soy más consciente de mi tendencia a defender a Tece, y me contengo cuando descubro que me he pasado a su lado en la sala de justicia. El otro día surgió una discusión en el grupo de terapia sobre quién era la más gorda.

—Siento que no encajo porque estoy más gorda que todas vosotras —dijo Karen.

—Tú no estás gorda. La más gorda soy yo.

Nuestros Tece empezaron a meterse en la conversación:

—No, la más gorda soy yo.

Por supuesto, Tece me susurró al oído que, en realidad, la más gorda era yo. Aportó datos para demostrarlo. Fue muy convincente. Justo antes de gritar más alto que nadie que, sin duda, era yo, me contuve porque me di cuenta de que, si lo decía, solo estaría defendiendo a Tece.

Así que admití:

—Esta conversación es muy incómoda para mí. Solo sirve para alentar mi problema y darle una alegría a Tece. De hecho, no creo que sea un buen tema para ninguna.

Todos los Tece de la sala refunfuñaron. Sin duda, les había aguado la fiesta. No hay nada peor que una discusión entre chicas con trastornos de la conducta alimentaria por cuál de ellas está más gorda. Pase lo que pase, Tece siempre gana esa batalla.

Así que nos pusimos a hablar de cómo éramos por dentro en vez de por fuera, y la conversación fue mucho más profunda y provechosa para todas (a excepción de Tece, por supuesto).

Estoy equivocada

«No me puedo creer que hayas hecho eso. ¿En qué pensabas? ¿Cómo has podido cometer un error tan tonto en el trabajo?». Doña Perfecta habla sin parar. De vez en cuando suelta su frase preferida: «Eres imbécil».

No obstante, doña Perfecta no es responsable de todo lo que se dice en mi cabeza. No, Tece también mete baza. Cuando cometo cualquier pequeña equivocación, puede tomar dos caminos respecto a cómo debo afrontar los comentarios de doña Perfecta sobre mi error. A veces exige un atracón de órdago seguido de la correspondiente purga. «Como este mes te has olvidado de enviar el cheque del alquiler —dice—, más vale que vayas al supermercado y compres tu comida de atracón preferida» (es curioso que no se limite a sugerirme que envíe el cheque del alquiler). A veces me pide que lidie con un error sin comer. Si se me pasa una visita, puede decirme: «Vaya, hoy no comerás».

Hace poco cometí un error en el trabajo que exigía no comer. «Si no cenas —dijo Tece—, podrás sacarte a doña Perfecta de la cabeza y te sentirás mejor —añadió—. Si no comes, demostrarás que eres fuerte y tienes el control, da igual el error que hayas cometido en el trabajo». Mientras Tece exponía sus argumentos en favor del ayuno, decidí qué iba a prepararme la cena. Tece me dijo lo bien que me sentaría irme a la cama con el estómago vacío y yo me fui a la cocina. Insistió en que todo se arreglaría si no comía nada. Pero cené. Antes, cuando Tece y doña Perfecta se aliaban, no tenía posibilidad alguna. Ella empezaba a fustigarme y Tece acudía al rescate. Por ejemplo, en la universidad, si fallaba una pregunta en un examen, doña Perfecta empezaba con sus comentarios denigrantes. Para librarme de ella, Tece me lanzaba una cuerda. «Agárrate —decía— y te arrastraré a la orilla sana y salva». En realidad, sus palabras eran más bien estas: «Echa mano a toda la comida que puedas y no tendrás que preocuparte por lo imperfecta que eres». Antes de iniciar mi proceso de recuperación, me cogía de su mano y doña Perfecta me daba un respiro. Desde luego, formaban un gran equipo.

Hoy, hable quien hable en mi cabeza, sé identificar la voz de Tece. Y siempre lidio con ella por separado. En otras palabras, no dejo que doña Perfecta me confunda sobre lo que ya sé con respecto a Tece. Separarme de él me funcionará pese a lo que ella pueda estar gritándome al oído. Así pues, no le hago caso y me enfrento a Tece como sé. Por supuesto, después de discrepar y desobedecerle, sigo oyendo a doña Perfecta, al «Monstruo de los deberías» o a alguien más diciéndome qué debería sentir. Y estoy mejor preparada para lidiar con esos mensajes negativos cuando me recupero y me cuido. Tece ya no puede depender de sus amigos para que lo ayuden, y ellos tampoco pueden contar con su apoyo. He cortado los lazos que tanto poder tuvieron sobre mi vida, y eso no es una equivocación.

Súper Tece

Es un pájaro. Es un avión... ¡Es Súper Tece! Tece siempre vuela al rescate. A los pocos segundos de darme un golpecito en el coche en un aparcamiento, Tece intervino con una solución a lo grande. No, no sugirió que repintara los arañazos del parachoques. Exigía un atracón de órdago. Dijo: «Hay una hamburguesería y un Taco Bell a la vuelta de la esquina. Tendrás que faltar a terapia de grupo esta noche para disponer de tiempo para que el atracón te valga la pena. Por supuesto, luego debes ayunar dos días seguidos. Eso solucionará el problemilla del coche». Y yo que pensaba —tonta de mí— que solo tenía que comprar un poco de pintura y un pincel...

Por suerte, mi estado mental me permitió rechazar su consejo. No me di un atracón y acudí a terapia de grupo. Es más, al día siguiente me ceñí a mi plan de alimentación. En terapia me di cuenta de la rapidez con la que Tece se me había metido en la cabeza con un mecanismo para afrontar los arañazos del coche. No obstante, fui igual de ágil en mi respuesta: «¡No!».

¿Tece se da cuenta de su total falta de lógica? De hecho, cree que la comida es la solución a todos los problemas. Cuando éramos uña y carne, seguía sus consejos que prometían un alivio transitorio y un sufrimiento perpetuo. Una pelea con mis padres me exigía no comer. Si un examen no me iba perfecto, Tece me empujaba a darme un atracón. Ahora sé que la respuesta no está ni en lo uno ni en lo otro y que, desde luego, no arreglará los arañazos del coche.

El golpecito del coche se produjo en un momento en el que estaba muy implicada en mi recuperación. Aún hoy me sorprende cuando oigo la voz de Tece en días especialmente buenos. Debería saber que voy a escucharlo y reírme. Si alguna vez decido que necesito los consejos de un perfecto idiota, es estupendo saber que Tece siempre estará dispuesto a dármelos.

Fiel a Tece

Durante todo el tiempo que estuve casada con Tece, le fui fiel. No hubo nadie más en mi corazón. Solo tenía espacio para él. Incluso cuando intentaba incluir a otro hombre en mi vida, no estaba presente en la relación. Por ejemplo, utilicé a Tece como un parachoques en mi relación con mi exnovio, Brett. A excepción del trabajo, no quería que hiciera nada sin él. Lidiaba con mi enfado por su carácter celoso y controlador, convirtiendo a Tece en el centro de mi vida. Brett podía controlar mis actividades diarias, pero no lo que comía. Intentaba que el enfado se me pasara ayunando. Cuando no comía, no sentía nada. Y a veces lo tapaba con atracones. Recuerdo momentos en los que Brett me disgustaba y me iba derecha a la cocina en cuanto podía. Para el resto del mundo, mantenía una relación con Brett. Pero en mi fuero interno solo estábamos Tece y yo. Mientras Tece fuera el centro de mi vida, no tenía que exponerme en mis citas o relaciones.

He avanzado mucho en mi recuperación. Ahora estoy descubriendo todo lo que antes evitaba afrontar. Y me aterra. Hace poco empecé a salir con Scott. Tece estaba celoso y quería recuperarme como su adorable y abnegada esposa. Para convencerme, me decía: «Jenni, si vuelves conmigo, puedes evitar exponerte a tener una relación con Scott. Conmigo en tu vida, no tendrás que pensar en todo lo que conlleva una relación, los sentimientos y la sexualidad, por ejemplo. Anda, dame otra oportunidad». La primera vez que quedé con Scott, Tece intentó reconquistarme sugiriendo que me diera un atracón antes de que Scott pasara a buscarme. Como esa noche estaba un poco nerviosa por salir con él, me lo di. Volví con Tece y él ocultó temporalmente la ansiedad. Una vez seguí su consejo y dejé de ver a Scott para pasar una noche entera con él. ¿Quién quiere salir a divertirse con alguien que le gusta cuando puede hundirse en la miseria en su casa con alguien al que odia? ¿Verdad?

Y dado que sigo saliendo con Scott, Tece hace lo posible por recuperarme. Últimamente, no deja pasar la ocasión de decirme lo gorda que me he puesto. Cuando Scott me abre la puerta del restaurante y yo entro delante de él, Tece dice: «Scott te está mirando el culo gordo y arrepintiéndose de haberte invitado a cenar. ¿No pensarás que vas a comer en este restaurante, no? Lo que tienes que hacer es negarte a pedir nada, como hiciste hace dos años cuando salías con Jay».

Sí, las primeras veces que salí con Scott Tece me cautivó con su encanto y me reconquistó. Pero enseguida me di cuenta de lo que hacía: intentaba impedir que viviera mi vida. Ahora conozco sus tácticas y sé que puedo elegir entre hacerle caso o no. Tece aún me susurra ternezas al oído, del estilo «Tienes los muslos como patas de elefante» y «Tu barriga me recuerda a un zepelín». Me tomo los comentarios de Tece tan en serio como al tipo de la barra que intenta ligar conmigo un sábado por la noche diciéndome: «Debes de estar cansada, porque llevas toda la noche dándome vueltas por la cabeza», «Debes de ser un ángel del cielo, porque tu cuerpo no es de este mundo» o

«He perdido mi número de teléfono. ¿Puedes darme el tuyo?». Con Tece, hago lo mismo que haría con el tipo de la barra: reconozco la frase como algo que no merece mi atención, me doy la vuelta y me voy.

Acusica

En primaria, mis profesores nunca tuvieron que escribir mi nombre en la pizarra por ser una acusica. Hoy mi nombre no solo está en la pizarra, sino que hay muchas tildes tras él. He aprendido a ser una acusica cuando toca. Para avanzar en nuestra recuperación, tenemos que acusarnos ante nuestros terapeutas, médicos, dietistas y otros miembros de nuestro equipo de apoyo.

Durante mis dos primeros años en recuperación, a menudo no me ceñía al plan de alimentación de Susan. Solo seguía los consejos de Tece. Sus órdenes siempre se revelaban en el registro de comidas que yo rellenaba para Susan todas las semanas. Una tabla típica tenía grandes «X» escritas debajo de «Lunes» y «Martes». Debajo de «Miércoles», la palabra «atracón» indicaba que me había comido todo lo que había en casa y quizá incluso lo que quedaba en el coche. Nunca falsifiqué ninguna de mis comidas en el registro. Pagaba a mi dietista para que me ayudara, y sabía que no podría ayudarme si le mentía. Mediante una rigurosa sinceridad, los atracones, purgas y ayunos fueron reduciéndose hasta que dejé de incurrir en esas conductas.

Además de ser sincera con Susan, siempre he sido franca con Thom. Si recaía, él era el primero en saberlo. Si me negaba a hacerle caso después, también se lo decía. En muchas ocasiones, estuve tentada de escribirle y decirle que todo iba bien cuando no era cierto. Pero al final le decía la verdad. Y Thom siempre era capaz de empatizar conmigo y prestarme ayuda. He aprendido que explicar lo que ocurre entre Tece y yo solo me beneficia. Nadie —salvo doña Perfecta— me desprecia por cometer errores o recaer en viejas dinámicas. Al contrario, la gente siempre me apoya y anima a seguir avanzando en mi recuperación.

Sé que siendo una acusica no obedezco a mis profesores de primaria. Ellos me decían que nunca empezara una frase con «y» o «pero». Pero algunas reglas están hechas para romperlas.

El póster de la culpa

¿Quién llenaría un póster del roquero Jon Bon Jovi de pegatinas de todo tipo? Respuesta: yo.

Lo reconozco. Soy culpable. Y esa es la razón por la que Bon Jovi quedó plagado de adhesivos. Me sentía culpable. Era mi póster de la «culpa». A simple vista, no solo estaba cubierto de estrellitas, caritas sonrientes y pegatinas de rasca y huele. Para mí, ese póster reflejaba los avances en mi recuperación.

Voy a explicarme. Hubo un tiempo en el que «Me siento culpable» era mi mantra. Un día Thom me preguntó si no habría confundido «Me siento culpable» con un signo de puntuación.

—¿A qué te refieres? —le pregunté.

—Es que parece que lo pongas al final de todas tus frases —respondió.

Adivina cómo me sentí.

En esa sesión aprendí qué era la «culpa positiva», un término acuñado, según creo, por la mujer de Thom, que también es terapeuta. La culpa positiva es la vergüenza que sentimos cuando rebasamos los límites de lo conocido, si rompemos las viejas reglas: las de Tece. Es la que experimentamos cuando rompemos reglas que deben romperse.

—Es como el síndrome de abstinencia para un drogadicto —explicó Thom—. La culpa positiva te grita que des media vuelta, que no te atrevas a pensar por ti misma. Es el guardián que te dispara desde la torreta mientras corres hacia el muro.

Así pues, desarrollé un sistema para reconocer e incluso celebrar mi culpa positiva. Ganaba pegatinas por sentirme culpable, porque, en mi caso, la culpa significaba que estaba cuidándome, que por fin había añadido mi nombre a la lista de personas de mi vida que intentaba cuidar (más adelante supe que, en realidad, no tengo que cuidar de todo el mundo). Me culpabilizaba por comer tres veces al día y pasar tiempo centrándome en mí en las sesiones de terapia. Me sentía culpable porque estaba aprendiendo a decir «No» cuando era justo lo que tenía que hacer. Y cada vez que me sentía así, me premiaba con una pegatina en mi póster de la culpa.

Se llenó enseguida. Al principio, Jon Bon Jovi solo tenía dos pegatinas con olor a fresa por orejas. Luego, sus ojos se convirtieron en estrellitas (debo reconocer que perdió parte de su atractivo sexual). Acabó desapareciendo en una explosión de color. Con el tiempo, cuando empecé a no sentirme culpable por tantas cosas, dejé de ganar pegatinas.

Pero no antes de echar a perder unos cuantos buenos pósteres.

Culpable-Raro-Genial

—Es raro —le dije a Thom.

—¿El qué? —preguntó.

—Todo. He tenido una semana rara. Para empezar, no me siento culpable por todo lo que hago. De hecho, esta semana he dicho que no a una persona sin cargo de conciencia. Incluso me he ceñido a mi plan de alimentación sin culpa. Esta sensación es muy rara...

Thom asintió como hacen los terapeutas cuando creen que has dado con algo importante. Así que seguí hablando:

—Incluso le he hablado a una compañera de trabajo de mi trastorno de la conducta alimentaria sin importarme lo que pueda pensar de mí. Me ha parecido raro.

Cuando terminé de hablar, Thom no dijo nada; solo se levantó y salió del despacho. Nunca había actuado así en mitad de algo que yo pensaba que era importante. «Qué raro», pensé.

Volvió a entrar, me dio su libro *The Self-Forgiveness Handbook* [Manual para perdonarse] abierto por una página concreta, y me pidió que la leyera. Las primeras palabras que vi fueron: «Aplaude lo raro». Me puse a leer la historia de una chica —por cierto, llamada Jenny— que había tenido una semana igual de rara que la mía. Según parecía, el adjetivo «raro» no estaba reservado a las pacientes de Thom llamadas Jennifer. En el libro mencionaba que sus pacientes solían utilizar las palabras «raro» o «extraño» para describir su vida cuando empezaban a aplicar lo que habían aprendido en terapia.

Era justo lo que estaba haciendo yo. Por fin había empezado a aplicar en mi vida cotidiana lo que había aprendido en terapia. Comenzaba a separarme de Tece y a cuidarme. Me trataba con un nuevo respeto y velaba por lo que más me convenía. Hacía cosas que jamás había creído posibles. Y me sentía muy rara. Adentrarme en aquel territorio desconocido también era aterrador. De repente, estaba en un mundo donde no sabía qué iba a ocurrir porque mis reacciones a lo que antes eran situaciones «normales» habían cambiado. Empezaba a interactuar con las personas de otra manera y me preocupaba cómo podían reaccionar. Me daba miedo que no me aceptaran, agitar las aguas.

Pero eso es lo que hice. Levanté olas altísimas. De hecho, navegar por aguas inexploradas me parecía divertido. A medida que mis nuevas conductas pasaban a formar parte de mi vida cotidiana, me notaba menos rara. Empecé a sentirme genial. De hecho, ese pasó a ser mi signo de puntuación en las sesiones de terapia. Terminaba las frases con «Es genial». Comer tres veces al día hacía que me sintiera muy bien. Ser capaz de decir «No» a alguien cuando lo necesitaba me hacía sentir genial.

En terapia me enteré de que había pasado por tres fases durante mi recuperación. Primero, me había sentido culpable. Luego, poco a poco, había empezado a sentirlo todo raro, lo que me había llevado a mi parte preferida en la que todo me parecía genial. Lo llamo mi progresión «culpable-raro-genial».

Quizá estés en algún punto de este proceso. O puede que descubras que pasas por otro momento que yo no viví. Más allá de las fases que atravieses durante tu recuperación, es importante que sigas avanzando. Si me hubiera quedado en la culpa o la extrañeza, jamás habría alcanzado la vida genial que tengo ahora. Si sigues andando, llegarás a un punto que te parecerá genial. Puedes llamar a esta fase «maravillosa», «fantástica» o alguna otra variación de «genial». Pero no la tildes de «increíble». Créetela.

Dejarlo todo en manos de Tece

¿Cuántas veces he dejado mis decisiones en manos de Tece? ¿Cuántas me he angustiado o asustado tanto por tomar una decisión que he dejado que Tece decidiera por mí? Por desgracia, la respuesta es «demasiadas para contarlas».

De hecho, hoy estaba agobiaba. No sabía si iba a salir o no con Scott. Era posible que nos viéramos por la noche, dependiendo de si yo volvía o no de un viaje y de si cogía o no el teléfono para proponérselo. En vez de limitarme a plantear la situación como llamar o no a Scott, doña Perfecta tenía mucho que decir al respecto.

Ha dicho:

—Jenni, si lo llamas, pensará que quieres verlo a todas horas y acabarás en una relación malsana y obsesiva como con tu último novio.

Doña Perfecta no se ha quedado ahí:

—De todas maneras, Jenni, no deberías salir con nadie. No tienes tiempo. Querrá casarse contigo, te olvidarás de tus sueños y tu vida se acabará.

Doña Perfecta ha conseguido agobiarme. Ha transformado la duda sobre si llamar o no a Scott en una gran decisión que sin duda cambiará el curso de mi vida. Entonces le he pedido ayuda a Tece:

—Tece, no sé qué hacer en esta situación. ¿Puedes ocuparte?

Él ha respondido:

—Claro, Jenni, no te preocupes.

En este punto, es importante recordar que la pregunta original era: «¿Llamará Jenni a Scott?». La respuesta de Tece ha sido: «Date un atracón». No estoy muy segura de cómo se relacionan la pregunta y la respuesta, pero Tece siempre encuentra la manera de meter la comida en todas las situaciones.

Ha continuado:

—Te darás un atracón. Luego, te encontrarás demasiado mal y cansada para salir. Además, lo último que querrás hacer después de eso es cenar en un restaurante. Lo único que te apetecerá es pasarte varios días ayunando.

Así que le he hecho caso y me he dado un atracón. La decisión está tomada: esta noche no saldré, así que no llamaré a Scott.

Horas después, estoy aquí sentada, preguntándome por qué permito que Tece controle ese aspecto de mi vida, o cualquiera, de hecho. Y me digo: «¿Qué puedo hacer ahora para recobrar el poder que le he dado a Tece?». Aunque él cree que la decisión está tomada, puedo reabrir la pregunta y decidir qué quiero hacer. Y mi respuesta es que esta noche quiero divertirme. Así que voy a llamar a Scott. Tece se está poniendo histérico. Y doña Perfecta vuelve a decirme que, en menos de un año, seré una mujer infelizmente casada sin éxito en la vida. A ambos, solo quiero decirles: «Relajaos. Solo estoy cogiendo el teléfono y marcando su número. No es para tanto». Voy a tomármelo con calma, paso a paso.

Compara y desespera

¿Alguna vez te has sentido como si hubiera un congreso de gente delgada en tu ciudad? Mires donde mires —la señora que tienes delante en la cola del supermercado, el hombre que cruza la calle entre la Quinta y Broadway, la mujer que compra golosinas en la estación de servicio—, todos son más delgados que tú. No solo ignorabas que se celebraba ese congreso, sino que sabes que tu invitación no se ha perdido en Correos. No estabas invitada y, de golpe, ves el mundo con otros ojos.

Esos días pienso en una frase que aprendí en terapia: «Compara y desespera». Lo cierto es que, cuando se trata de mi imagen, sé que no veo bien, que mi visión está distorsionada. Así que comparándome con otros solo me expongo a llevarme una decepción. Hay días en los que todas las personas con las que me cruzo me parecen más delgadas que yo, aunque no lo sean. Cuando tengo la impresión de que los delgados están invadiendo la Tierra, pienso «Compara y desespera» y desplazo el foco de ellos a mí.

También he integrado esa sencilla frase en otros ámbitos de mi vida. Ahora, cada vez que la Asociación Nacional de Personas Inteligentes o la Sociedad de Mujeres Preciosas celebra un congreso en mi ciudad, recuerdo esas tres palabritas. Mi felicidad ya no depende de quienes me rodean. «Compara y desespera» me ha abierto los ojos a un mundo nuevo en el que soy libre.

Creo que Tece tiene una cuenta de Facebook y le encanta utilizarla para hacer comparaciones. Haz lo posible por recordar la frase «Compara y desespera» cuando te conectes a la red. Y no olvides bloquear a personas y anuncios que te inducen a compararte.

Los 10 principales

Antes pensaba que un pequeño disyóquey vivía en mi cabeza y no dejaba de poner los 10 principales una y otra vez. Pero, en vez de éxitos musicales, aquella emisora solo repetía mensajes negativos sobre mí. Vivir con un trastorno de la conducta alimentaria activo conllevaba una autocrítica constante. He aquí la lista de reproducción de los 10 principales que oía a todas horas en mi cabeza:

1. Eres demasiado mayor.
2. Eres vaga.
3. Eres egoísta por intentar cuidarte.
4. Te falta talento.
5. Tendrías/no tendrías que haber hecho eso.
6. Nunca te recuperarás.
7. No eres lo bastante buena.
8. No hay tiempo.
9. No puedes ni vas a triunfar.
10. No mereces ser feliz.

Un día en terapia hablé a Thom del disyóquey de mi cabeza. Él pensó un momento y me preguntó:

—¿Estás lista para quitarte esos diez mensajes negativos de la cabeza?

—Claro —respondí.

—Imagina que se reproducen en un casete —dijo Thom.

—¿Por qué un casete? Estamos en el siglo XXI. ¿No querrás decir un CD? —pregunté de inmediato.

—No —respondió Thom mientras iba a su mesa y sacaba una vieja cinta de casete del cajón—. Para este ejercicio —continuó— tienes que pensar en un casete. Imagina que esos diez mensajes negativos están grabados en esa cinta. Piensa que no deja de reproducirse en tu cabeza. Creo que se llama estar en bucle. ¿Te haces una idea?

—Sí —respondí—, pero sigo sin entender por qué no puedo pensar en un CD.

—Jenni —dijo Thom—, deja de pensar tanto y ten paciencia.

—Me enseñó la cinta y añadió—: Los pensamientos que se adueñan de tu cabeza ocupan más que los que solo se cuelan de vez en cuando.

Entonces arrancó un trozo de cinta del casete. Me lo dio y me preguntó:

—¿Qué mensaje negativo es este?

—Eres vaga —respondí por la considerable longitud del trozo de cinta—. Ese lo oigo mucho.

Thom me dio la cinta y me dijo que era mi turno. Me animó a arrancar un trozo por cada mensaje negativo. Según fui haciéndolo y diciéndole los mensajes negativos que representaban, los escribió uno a uno en diez sobres. Metió los trozos de cinta en ellos. En cuestión de minutos, había eliminado los mensajes negativos de mi mente. Ese día salí de la consulta de Thom con aquellos diez pensamientos negativos ocupando espacio en los sobres de mi mochila en vez de en mi cabeza.

En la actualidad, cuando una de las cintas negativas empieza a sonar en mi cabeza, saco el sobre que contiene ese pensamiento. Recuerdo que ya lo he eliminado y dejo que pase sin retenerlo. A veces me doy cuenta de que aún retengo una parte importante de un determinado mensaje negativo. Cuando ocurre, arranco otro trozo de cinta y lo meto en el sobre correspondiente. Ahora sé por qué quería Thom que me llevara a casa aquella vieja cinta.

También sé por qué insistió en que imaginara una cinta de casete para este ejercicio. No quería que destrozara sus CD. Creo que no se fía de mí.

Demasiado recuperada

¿Se puede estar demasiado recuperada? ¿Llegar a un punto en el que la terapia ya no sirve? ¿Se puede estar demasiado «sana» para participar en una sesión de terapia de grupo? Eso pensaba yo. Pensaba «No necesito ver a Thom. Ya llevo tres meses ciñéndome a mi plan de alimentación», o me preguntaba «¿Por qué tengo que ir a terapia de grupo esta noche? Llevo dos semanas sin darme atracones ni purgarme». Me decía: «No tiene sentido que siga viendo a mi internista. Ya tengo un peso saludable».

Eso es lo que pensaba, pero hoy me he dado cuenta de que me equivocaba. Hace unas horas, cuando iba de camino a la sesión, he pensado: «No tengo nada de qué hablar con Thom. Como bien y me siento mejor que nunca». Luego, Thom y yo hemos empezado a charlar y me ha planteado una cuestión que me ha removido. Me ha preguntado por qué no voy los lunes a cenar con mis compañeras después de terapia de grupo. Es una pregunta sencilla, pero me ha catapultado a mi batalla contra mi adicción al trabajo. ¿Cómo voy a tomarme el tiempo para disfrutar cenando con amigas cuando siempre tengo tanto trabajo esperándome en casa?

Al final de la sesión estaba un poco desanimada y le he dicho a Thom: «He venido pensando que iba a aburrirte con mi falta de problemas. Ahora me voy con la sensación de que me queda muchísimo trabajo por hacer. Y yo que pensaba que mi recuperación iba de maravilla...».

Thom me ha tranquilizado diciendo: «Que tengas trabajo pendiente no significa que estés yendo hacia atrás. No has perdido nada de lo que has avanzado en tu recuperación. Solo te has dado cuenta de que te queda más trabajo por hacer. Recuerda que siempre podemos seguir avanzando».

¿Significa eso que tenemos que hacer terapia durante lo que nos queda de vida? ¿Que nunca podremos faltar a una sesión de terapia de grupo? No digo ninguna de las dos cosas. Lo único que afirmo es que, por experiencia, sé que siempre puedes sacar provecho de mirarte a fondo para conocerte mejor. Ahora, cuando empiece a pensar que estoy «demasiado recuperada» para esto o lo otro, me pondré el desafío de abrir aún más la mente e incluso intentaré salir de mi zona de confort. Por ejemplo, en mi próxima sesión de terapia de grupo, hablaré de la pregunta en apariencia sencilla que Thom me ha hecho hoy. Siempre he oído decir que nunca se puede ser demasiado rico (reconozco que carezco de experiencia en ese terreno). Pero afirmo que jamás se está demasiado recuperado.

¿Cuándo parará Tece?

¿Cuándo dejará de intentar controlarme Tece? ¿Cuándo se marchará y me dejará en paz? Fueron las preguntas que hice a los profesionales de la salud de mi equipo de apoyo. Todos respondieron: «Quizá nunca». De hecho, me miraron a los ojos y me dijeron que Tece podía seguir intentando dirigirme durante toda mi vida.

No era una respuesta aceptable para mí. «¿Para qué estoy recuperándome si Tece jamás se marchará? —pregunté—. ¿Por qué me molesto en luchar contra él si acabará ganando?».

Ahí era donde me equivocaba. Tardé un tiempo en comprender que el hecho de que siempre me acosara no le aseguraba la victoria a Tece. Por mucho que intente controlarme, sigo ganando si discrepo de él y le desobedezco. El triunfo es mío si decido cuidarme pese a sus constantes críticas y maniobras para controlarme.

Incluso ahora oigo su voz de Tece. La diferencia es que ya no cumplo sus órdenes. Él suelta sus comentarios sobre lo que debería y no debería hacer y yo sigo viviendo mi vida como quiero, a mi manera, como más me conviene.

Dentro de diez años, ¿seguirá visitándome? No lo sé. Quizá no. Puede que deje de oír su voz. O a lo mejor solo me visita en ocasiones especiales, como el día de Acción de Gracias u otros festivos que se centran en la comida. No puedo predecir el futuro. Sería agradable pensar que Tece puede desaparecer, pero es incluso mejor saber que no necesita irse a ninguna parte para que yo disfrute de una vida plena y feliz.

El turno de Thom

1. Define tu recuperación

Rara vez nos faltan palabras para describir lo que nos va mal en la vida o cómo nos sentimos cuando estamos atrapados. En cambio, nos cuesta describir lo que queremos. Es importante aprender a identificar y describir parte de lo que quieres para ti, es decir, si estás dispuesta a averiguarlo. ¿Puedes definir tu recuperación? ¿Sabes a qué te refieres cuando piensas en reponerte de tu trastorno de la conducta alimentaria? No en lo que tus padres, hermanos, terapeuta o dietista piensan que tendría que ser. ¿Sabes lo que tú quieres que sea?

Prueba este sencillo ejercicio para empezar a formular las metas de tu recuperación. Descríbela en estos cuatro niveles: espiritual (razón de ser, conexión y propósito), mental (lo que piensas), emocional (lo que sientes) y físico (lo que haces con la comida y el ejercicio). Sé lo más precisa posible. Y recuerda que esta es tu definición de tu recuperación.

Mientras me recupero de mi trastorno de la conducta alimentaria, en un plano...

Espiritual, _____

Mental, _____

Emocional, _____

Físico, _____

2. Pensamientos negativos

Los trastornos de la conducta alimentaria se caracterizan por la constante autocrítica. ¿No dejan de pasarte por la cabeza mensajes negativos? Anota tus diez pensamientos negativos principales. Si puedes encontrar una cinta de casete vieja, quizá quieras probar el ejercicio que ha hecho Jenni en el apartado titulado «Los 10 principales». Ahora viene el desafío. Para cada pensamiento negativo, escribe el que te gustaría oír en su lugar. Si es «Me odio», una alternativa podría ser: «Me quiero». O quizá sea más realista: «Me encantan algunas cosas de mí» o «Estoy aprendiendo a quererme».

La próxima vez que se te pase un pensamiento negativo por la cabeza, intenta recordar la otra opción y repítetela. Seguro que te costará menos acceder a los pensamientos negativos que a los alternativos. Sé paciente. Escribe una lista de opciones positivas en tu diario y ve completándola. Cuando seas consciente de ese diálogo interno negativo, utiliza esa conciencia como una oportunidad para trabajar en tu lista.

Requiere mucho esfuerzo, pero merece la pena.

3. Escribir los diálogos con Tece

Ya te he contado que Jenni, a veces, me envía sus planes de alimentación diarios. No es la única manera en la que ella y yo utilizamos el correo electrónico como parte de su terapia. De vez en cuando, me manda diálogos con Tece. En el asunto de esos correos escribe «Diálogo Tece/Jenni». Cuando veo ese asunto entre todos los mensajes de mi bandeja de entrada, sé que Jenni ha pasado por alguno de sus enfrentamientos con Tece. Ha descubierto que escribir sus diálogos con Tece la ayuda a conectar consigo misma y a pelear con mucho más empeño contra él. Aquí tienes un ejemplo de un correo real que Jenni me envió en una ocasión:

TECE: Estás gordísima, sobre todo por la barriga. Tienes que ayunar.

JENNI: Ya vuelves a decirme que estoy gorda. No es un secreto, Tece. Ya sé que TÚ piensas que estoy gorda. Dime algo que yo no sepa.

TECE: Estás gorda. Solo quiero que lo aceptes.

JENNI: Tece, con tus comentarios malintencionados siempre consigues que la vista me engañe. Sé que no veo mi cuerpo como es. Eres la única persona que me dice que estoy gorda. ¡Te equivocas!

TECE: (No sabe qué decir).

Escribiendo este tipo de diálogos de manera repetida, Jenni aprendió a dejar a Tece sin palabras. Pero el objetivo no es ese. El propósito solo es ayudarte a separarte de Tece. Estés o no de acuerdo con él, es importante que practiques esa separación.

Escribe qué te dice Tece y cómo reaccionas tú. Como Jenni, puede que te ayude compartir los diálogos con alguien de tu equipo de apoyo.

En relación con «Los 10 principales» y el segundo ejercicio de este apartado, a muchas personas les ayuda tener una lista de reproducción de canciones motivadoras en el móvil o en el reproductor de MP3. Como la música fue tan importante para mi curación, al final del libro he incluido una canción que coescribí titulada «Life without Ed» [La vida sin Tece]. Además, quizá quieras ponerte el audiolibro de *En paz con la comida* u otro audio positivo en el coche o en casa para combatir la incesante voz negativa de Tece.

5

EL ÚLTIMO CARTUCHO DE TECE

Sobrevivir a las recaídas

Recaer es inevitable. Pasará. Es una parte normal e incluso necesaria de la recuperación. Yo me propuse aprender de cada recaída y me hice más fuerte. Tuve muchas, y aún hoy no estoy bien. Tece no te dejará escapar fácilmente. Pero por duras que se sean las batallas, puedes irte. Cuando te cierre el paso, sortéalo y sigue adelante. Esta quinta parte te enseñará cómo hacerlo.

Mi niña invisible

«Estás gorda. Estás gorda. Estás gorda. ¿Te he dicho que estás gorda?»

Tece no deja de repetírmelo. A pesar de lo mucho que me he esforzado por recuperarme, algo dentro de mí aún le cree. ¿A quién quiero engañar? Hay algo en mi interior que no lo suelta, que se aferra a él con uñas y dientes, que se ha encadenado a él con un candado industrial y ha tirado la llave. Algo en mí desea a Tece hasta ese punto.

¿Qué verá esa pequeña parte de mí en Tece? ¿Es posible que tenga alguna buena cualidad? En primerísimo lugar, Tece me asegura que, siempre que siga con él, no engordaré. Y si no engordo, jamás fracasaré. En segundo lugar, con Tece, soy especial, excepcional, distinta del resto del mundo. A fin de cuentas, soy la única persona del mundo con un trastorno de la conducta alimentaria, ¿no? ¿Y qué hay del control? Tece tiene mi vida bien atada dentro de un bonito paquete con lazo incluido.

Así que supongo que esa pequeña parte de mí ansía las promesas de Tece. No quiere ser una fracasada. Anhela ser especial. Y quiere tener el control. ¿Cómo puedo convencerla de que Tece no puede darle nada de eso?

En terapia he aprendido que no tengo que convencerla de nada, que la parte de mí que se aferra a Tece es mi niña interior. La niña de cuatro años que pensaba que estaba gorda en clase de danza. La niña que rehusaba comer tarta en las fiestas de cumpleaños de su escuela.

—¿Te fías de que Tece cuide de tu niña interior? —me preguntó un día Thom—. ¿Crees que puedes dejarlo con ella, sabiendo lo que sabes de él?

Fue uno de esos momentos que he llegado a considerar muy fértiles. Jamás me lo había planteado así.

—Si estuvieras cuidando de una niña, quizá de una de las hijas de una amiga, ¿qué te parecería dejarla a cargo de Tece? —continuó Thom.

—Mala idea —respondí.

—¿Por qué? —preguntó Thom.

—Porque sé qué le diría, cómo la insultaría y maltrataría. Sé que o la mataría de hambre o le insistiría para que se hartara de comer. —Lo tenía clarísimo—. No dejaría que Tece se le acercara ni en broma —respondí.

Así aprendí que debo tratar a esa niña como trataría a una niña que ha caído bajo el influjo de Tece. No necesitaba convencerla de nada; solo hacerme responsable de cuidarla. No tenía que decirle lo que hacía mal; era yo la que necesitaba hacer las cosas bien. Estaba asustada, pero empecé a aceptar la responsabilidad de ser una buena madre para mi hija invisible.

Durante una sesión de terapia, escenifiqué una conversación con mi niña interior. Fue así:

JENNI: ¿Por qué te aferras a Tece?

NIÑA INVISIBLE: Me cuida. Me da miedo estar sin él.

JENNI: No hace más que mentirte. A partir de ahora, me gustaría ser yo quien te cuida. Te quiero.

NIÑA INVISIBLE: No confío en ti.

JENNI: Lo sé, y con razón. Te he dejado con Tece hasta ahora, pero eso va a cambiar. Ahora voy a cuidarte, y eso incluye protegerte de Tece. Quiero que aprendas a confiar en mí.

NIÑA INVISIBLE: Lo intentaré, pero no será fácil. Aún confío en Tece.

JENNI: De momento, basta con que sepas que siempre me tendrás a tu lado, incluso cuando vayas de la mano de Tece.

Ahora, cuando noto que algo dentro de mí se aferra a Tece, sé qué es, sé quién es. Es mi niña interior. Le pregunto qué necesita de mí. Le digo que puedo darle todo lo que Tece le promete.

Cuidar a mi niña invisible me enseña a ser compasiva conmigo. Me ayuda a no fustigarme cuando tengo deslices con Tece. Después de todo, jamás fustigaría a una niña, real o invisible.

¿Tienes una niña invisible dentro de ti? Quizá no la veas, pero estoy segura de que, si prestas atención, oirás lo que dice su tierna vocecilla. Cierra los ojos. Respira. Guarda silencio. Y escucha.

Si conectas con este apartado, así como con el ejercicio «Fotos de bebé» de «El turno de Thom», en la tercera parte (página 135), prueba esto: pon una foto de cuando eras pequeña como fondo de pantalla en tu móvil. Puede servirte para recordarte que seas más compasiva contigo. Da un paso más y pon la misma foto como imagen de perfil de las personas que más te llaman. Así, ¡cada llamada suya te recordará cuánto te quieres!

Recaída

Un año. Llevaba un año sin apretarme el cinturón, literalmente. Un año entero sin el influjo de Tece. Pero, una tarde, mientras volvía a casa del trabajo, apareció como caído del cielo, agarró el volante con las dos manos y tomó el control. No soporto a los pasajeros mandones, y enseguida les dejo claro que no necesito su ayuda. Ahora llevaba a bordo un copiloto mandón y no dije nada. En absoluto.

No tardé en darme cuenta de que Tece se dirigía a nuestra vieja guarida: los arcos dorados. Y supe que esa vez no solo le interesaba jugar en la zona infantil. No, estaba dispuesto a pedir las raciones más grandes que hubiera. Mientras esperábamos en el coche a que nos atendieran, sonó el móvil. Reconocí el número de Lynne, una compañera del grupo de terapia. Qué oportuna. Estaba a punto de recaer y ella me llamaba para salvarme. Era como si un agente de policía hubiera entrado en un banco mientras lo atracaban. Pero, a diferencia del cajero, no grité pidiendo ayuda. No, dejé que contestara Tece. Dijo que todo era maravilloso y que nada podía ir mejor. Por supuesto, no se identificó como Tece, se hizo pasar por mí. Se despidió de Lynne mientras cogía la gran bolsa de comida que le entregaba la señora de la ventanilla y nos pusimos en camino de recaer.

Aunque llevaba un año sin darme atracones, purgarme ni ayunar, retomé mis viejas conductas de inmediato. Me sorprendió que fueran peores que cuando las había abandonado. Pasé días sintiéndome mal por haber recaído y continué obedeciendo las órdenes de Tece.

Varios días después de mi escapada con él, estaba en terapia de grupo escuchando las conversaciones que tenían lugar a mi alrededor. No participaba, porque aún disfrutaba de la compañía de Tece para querer hablar del tema. Además, doña Perfecta no me permitía reconocer delante de todos que mi recuperación no era perfecta. Incluso cuando no estoy demasiado parlanchina en terapia de grupo, siempre aguzo el oído y a menudo me maravilla lo que oigo. Ese día, hablaron Lori y Dawn:

LORI: Sí, ayer recaí.

DAWN: Pero estás volviendo a encarrilarte, ¿verdad?

LORI: Bueno, mmm, no exactamente.

DAWN: ¿Por qué no? Deberías tratar tu recaída como una gotera en el techo.

LORI: No sé de qué hablas.

DAWN: Una recaída es como un techo con goteras. Cuando sale una, hay que hacer algo de inmediato. Quedarte sentada sintiéndote mal no sirve de nada.

Es lógico. Una recaída es como una gotera. No la planeamos. A veces, no sabemos por qué ha empezado. Pero debemos ocuparnos de ella lo antes posible. Tenemos que convertirla en una prioridad. Piénsalo. Si no dejase de gotear agua del techo sobre tu sofá de piel, no te quedarías sentada compadeciéndote porque el tresillo está echándose a perder. No, te pondrías manos a la obra. Moverías el sofá; repararías el techo. Y eso es lo que hay que hacer con una recaída.

En cuanto me di cuenta de que reaccionar con rapidez era la clave para superarlo, comencé a retomar el rumbo. Llamé a mi equipo de apoyo. Desobedecí a Tece. Empecé a comer bien y volví a sentirme genial. Por supuesto, desde el día que Tece me llevó a McDonald's, he tenido otros días malos. Pero no me quejo. Antes eran años malos.

Ahora tengo una nota pegada en el espejo del baño en la que solo pone «Mueve el sofá; repara el techo».

Hacer bien lo siguiente

Tece me pilló por sorpresa. Tras varios meses ciñéndome a mi plan de alimentación sin atiborrarme ni purgarme, ayer quiso que me diera un atracón. La situación era ideal para él. Estaba muerta de hambre, en un lugar donde me había dado atracones a menudo. Y aburrida. Tece aprovechó la ocasión para decir:

—Jenni, sé qué hacer aquí. Será divertido, por los viejos tiempos.

Antes de que me diera cuenta, ya me había convencido. Estaba en pleno atracón. Luego, fue aún más fuerte. Dijo:

—Bueno, supongo que has vuelto conmigo. Y tú que pensabas que estabas «recuperada». Por supuesto, mañana tendrás que ayunar todo el día para compensar el atracón. Después necesitarás restringir lo que comes durante toda la semana.

«No —me dije—. No pienso volver a eso».

El día después del atracón, me negué a volver con Tece. Esa única noche juntos me recordó lo desgraciada que era con él, lo atrapada que me sentía. Pero seguí el consejo que alguien dio no hace mucho a una compañera del grupo de terapia después de que recayera: «Haz bien lo siguiente». Para ella, «lo siguiente» era irse a casa tras la sesión y cenar. Para mí, desayunar.

Desayunar sería una violación tremenda de las reglas de Tece. Sus argumentos son: «Si desayunas, no te cabrá el vestido para la fiesta premamá de hoy. Si lo haces, olvídate de estrenar los vaqueros que acabas de comprarte. Tendrás que hacer más ejercicio durante la semana. Si desayunas, eres patética». Lo reconozco. En ese momento, casi coincidía con él. Es muy convincente. Pero pese a estar de acuerdo con Tece, aún podía desobedecerle, y eso es lo que hice.

La comida es algo a lo que voy a tener que enfrentarme como mínimo tres veces al día durante lo que me queda de vida. Y no soy perfecta. Pero un día pésimo no significa que sea una inútil y que haya vuelto a la casilla de salida con mi trastorno de la conducta alimentaria. Los patinadores sobre hielo olímpicos se caen cuando aspiran al oro. A los ganadores del trofeo Heisman les interceptan pases. Los cantantes profesionales se olvidan de la letra. Y la gente con trastornos de la conducta alimentaria a veces recae. Pero siempre se levantan y hacen bien lo siguiente. El patinador sobre hielo ejecuta otro salto. El jugador de rugby lanza otro pase. El cantante termina la canción. Y yo voy a desayunar.

Descolgar el teléfono

¿Por qué no he llamado a nadie? ¿Por qué no he telefoneado a una de las muchas personas de mi equipo de apoyo? Es sencillo. Solo hay que descolgar el teléfono y marcar. Pero no lo he hecho. ¿Y qué ha ocurrido? Como siempre, he recaído. Y tengo el ánimo por los suelos.

Si llamo a alguien cuando estoy a punto de sucumbir ante Tece, no recaeré. Está demostrado, si tengo una conversación con una persona de mi equipo de apoyo cuando cuelgo ya no quiero darme un atracón, purgarme o ayunar. Aunque Tece siga tentándome, cuento con la energía necesaria para ser fuerte y decirle que no.

Pero esta vez no he llamado a nadie cuando he empezado a sentirme como si mi trastorno de la conducta alimentaria estuviera haciéndose con el control de mi día. Lo único en lo que podía pensar era en comer más y más. Quería darme un atracón para tapar mi ansiedad y mi desasosiego. Tendría que haber llamado. Me sentía muy débil. Necesitaba apoyo y podría haberlo obtenido con solo descolgar el teléfono. Siempre llevo encima los números de todo el mundo, vaya donde vaya. Tenía los teléfonos, pero ni siquiera he intentado llamar. Y he recaído.

Ahora que lo pienso, sé por qué no lo he hecho. Cuando mi trastorno de la conducta alimentaria se me ha colado en el pensamiento, no me he parado y me he separado de Tece. De inmediato, le he permitido que se adueñase de mi cuerpo y mente y que tomase las decisiones. Con Tece al mando, llamar para pedir apoyo estaba descartado.

La próxima vez que Tece se me cuele en el pensamiento, necesito aflojar el ritmo y respirar. Recordar qué sucede cuando me precipito y no consigo separarme de Tece. Que Tece hace que me sienta inquieta y fuera de control. La próxima vez, lo más importante es separarme de Tece, determinar lo que pienso y escuchar lo él me dice. Nuestra conversación podría ser más o menos así:

TECE: Jenni, no comas a mediodía. Hoy tienes demasiado trabajo para comer.

JENNI: Tece, sé lo que estás haciendo. Solo quieres volver a controlar mi vida. Voy a llamar a alguien para que me apoye.

TECE: No tienes tiempo para eso. Mira el montón de papeles que hay en tu mesa.

JENNI: Si no llamo, acabaré volviendo contigo. Y no podré avanzar trabajo. Solo pensar en la comida y en mi peso.

TECE: Esta vez no te controlaré del todo. Solo quiero que te saltes una comida de nada.

JENNI: Estoy descolgando el teléfono.

Ojalá hubiera ocurrido eso hoy, pero no ha sido así. Podría haber llamado a alguien antes de recaer. Espero que aprendas de mi error. Lleva siempre los números de teléfono de las personas de tu equipo de apoyo, vayas donde vayas.

Y lo más importante, llámalas. Si nadie te contesta a la primera, vuelve a empezar e intenta contactar otra vez. Si nadie te coge el teléfono, deja mensajes. Hablar de Tece en un mensaje de voz me ha ayudado a encontrar la fuerza que necesitaba.

En muchas ocasiones, Tece ha demostrado que puede vencerme, pero cuando me uno a otras personas puedo ganar. Y lo hago.

Obsesionarse con el ejercicio

No es que Tece esté cañón con unas mallas ajustadas ni nada por el estilo, pero tiene la perseverancia necesaria para levantarte del sofá y tenerte varias horas en el gimnasio. Hasta ahora, nunca me había dado por hacer ejercicio de manera compulsiva. No, Tece ha esperado a que llevara años en recuperación para sacarse ese truquillo de la manga. No quiere que nuestro divorcio sea definitivo.

Nunca pensé que pudiera volverme adicta al ejercicio porque le tenía pánico. No me hacía ilusión ir a aeróbic, andar en la cinta ni ver el vídeo de gimnasia de Cindy Crawford. Era algo que tenía que hacer para mantenerme sana. Lo tachaba de mi lista de tareas pendientes y estaba encantada de pasar a la siguiente. Pero hoy no.

Hoy Tece quiere que dedique todo el tiempo libre a hacer ejercicio. Incluso me pide que lo practique en el trabajo. Busca cualquier excusa para que me levante de la mesa y me dé un garbeo por la oficina. Su teoría es que, cuanto más me mueva, más adelgazaré. Me anima a ir al dispensador de agua por el camino largo para quemar más calorías. Esa ruta conlleva entrar y salir de una serie de cubículos y andar en círculos por la sala de descanso (y me pregunto por qué mis compañeros me miran raro). ¿Y qué hay de mi hábito nervioso de mover la pierna?

Antes lo hacía el 40 por ciento del tiempo que pasaba en la oficina. Ahora Tece quiere que lo haga a todas horas. De ese modo, estoy sentada a mi mesa y sigo quemando calorías.

El lunes, Tece casi me convenció de que faltara a terapia de grupo para ir al gimnasio, aunque ese día ya hubiera ido a clase de aeróbic. Y hoy, después de mi hora de gimnasia, me ha suplicado que me quedara a otra clase. Reconozco que soy obsesiva. Si empiezo a hacer lo que quiere Tece, sé que puedo volverme una verdadera adicta al ejercicio.

Así pues, ¿qué hago? Vuelvo a lo básico: separarme de Tece. Tengo conversaciones con él y así sé lo que dice y a qué atenerme. Luego, discrepo y le desobedezco. Y una vez más —como al principio— me cuesta no seguir sus tentadores consejos. Pero poco a poco lo hago.

Últimamente, Tece utiliza muchísimo su camiseta y su pantalón corto de gimnasia. Aparece en todas las esquinas, con mis zapatillas de deporte en la mano, animándome a hacer ejercicio.

—Jenni, vámonos a andar en la cinta durante horas —dice—. A lo mejor consigues adelgazar un poco los muslos.

—Vete tú a andar en la cinta. He quedado a tomar un café con un amigo.

—Tú eliges. Puedes tener los muslos gordos o ver a tu amigo —dice.

—No, Tece. Lo que tengo que decidir ahora es si quiero estar en una cárcel contigo o vivir en libertad. Hoy prefiero la libertad.

Volveré a elegirla mañana.

¿Influye Tece en cómo haces ejercicio? Haz el test sobre ejercicio compulsivo en <JenniSchaefer.com/cet> (en inglés). Comenta el resultado con un profesional de la salud.

Quizá no sea demasiado tarde

Tras una larga separación, cuando ya habíamos firmado los papeles de divorcio, Tece regresó para quedarse una buena temporada. Tal vez, pensamos, solo quizá, aún podíamos hacer que nuestra relación funcionara. A lo mejor no era demasiado tarde. Me han dicho que muchos matrimonios divorciados pasan por eso de «démosle otra oportunidad». Curiosamente, Thom no pareció entenderlo. Hasta ese momento había sido muy paciente —mucho más que yo—, pero ahora lo notaba intranquilo, incluso enfadado. Creía saber qué le molestaba, pero no estaba segura. Volvía a estar bajo el hechizo de mi viejo «amigo» controlador y maltratador, Tece.

Thom siempre recalca que todos los momentos son una nueva oportunidad para empezar a recuperarse. Si tienes un resbalón, levántate y sigue andando. Me dijo que mi recaída —así llamó a mi reconciliación con Tece— podía acabarse en cualquier momento, que era mi decisión. Como en nuestras primeras sesiones, lo oía hablar, pero no estaba muy segura de lo que decía. Thom parecía pensar que yo podía tomar la decisión de levantarme y dejar a Tece. No parecía entenderlo. ¿Qué había sido del terapeuta paciente, comprensivo y sabio? Aquella nueva versión de Thom empezaba a sacarme de quicio. En respuesta a un correo electrónico que le envié, Thom escribió: «¿Quieres que te ayude a acabar con esta recaída ahora mismo? "No" es una respuesta válida, así que piénsatelo. Si dices que sí, quiero que te comprometas a seguir mis instrucciones sin rechistar». Por alguna razón, Thom pensaba que, desde hacía unos días, estaba un tanto bloqueada. Como he dicho, no sabía qué le pasaba.

Pensé en su ofrecimiento y, para mi sorpresa —Thom me dijo que él no se sorprendió—, le dije que no. Rechacé su ayuda para separarme de Tece. Después de tres años, tras mucho esfuerzo y una recuperación espectacular de mi trastorno de la conducta alimentaria, volvía a estar como al principio. Jenni y Tece volvían a ser dos tortolitos enamorados.

Por fin, hubo algo me llamó la atención: lo horrible que se había vuelto mi vida tras siete días con Tece. Volver con él era pura desdicha, y había sido casi instantáneo. No tenía energía para componer ni cantar, no podía pensar en el trabajo ni me apetecía estar con mis amigos.

Sentí que Tece sonreía satisfecho. «Como en los viejos tiempos», dijo.

Tece consumía todo mi tiempo y energía. No quedaba nada para mí ni para nadie más. Quizá fuera demasiado tarde para que lo nuestro funcionara. Él jamás lo reconocería, pero por mucho que me esforzara, me era imposible echar por la borda todo lo bueno que había vivido recuperada.

A la mañana siguiente, envié a Thom un correo electrónico con un mensaje muy sencillo: «Vale. Aquí me tienes. Dame instrucciones».

El bate de plástico

Thom me da un bate de béisbol de plástico y me pongo a repartir golpes. No intento darle a una pelota. No, mi objetivo es más grande y no se mueve: es el sofá de la consulta de Thom. Estoy enfadada con Tece y puedo desahogar parte de mi frustración aporreándolo.

Grito a Tece: «Te odio. Ya no te necesito». Otras veces, ni siquiera digo nada; solo chillo. Al principio me da vergüenza lo que pueda pensar el terapeuta de la consulta contigua, pero después me relajo y me dejo llevar.

Cuando dejo de golpear su mobiliario, Thom me pregunta:

—¿Cómo te sientes?

Respondo:

—Aliviada. Libre. Fuerte.

Mis sesiones de terapia no siempre son tan ruidosas y físicamente activas. A veces nos quedamos en silencio y nos concentramos en coordinar nuestras respiraciones.

Thom me dice:

—Cuando inspires, céntrate en introducir energía positiva en tu cuerpo.

Respiro despacio y pienso en llevar alegría, felicidad y amor a mi cuerpo.

—Cuando expulses el aire —continúa Thom—, céntrate en soltar la energía negativa. Espiro e imagino la depresión, la desesperanza y a Tece saliendo de mi cuerpo. Después de tres respiraciones como esa, me siento en calma, en paz y relajada. Solo tres.

Thom me ha enseñado muchas técnicas para movilizar la energía por mi cuerpo y ayudarme a afrontar sentimientos difíciles. No solo las utilizo en su consulta; también me las llevo a casa. Thom incluso me prestó el bate para que pudiera usarlo con mi cama. Es increíble lo bien que me siento tras darle unos porrazos al colchón. Una de mis técnicas preferidas es colocarme en el hueco de una puerta y hacer fuerza con los brazos hacia fuera. Hacer presión contra el marco me ayuda a sacar sentimientos reprimidos, sobre todo ira y frustración. Otra técnica para movilizar la energía es gritar contra una almohada lo más fuerte que puedo. De esa manera, saco todo lo que siento y mis vecinos no tienen que llamar a la policía. Cuando hace buen tiempo, me levanto y muevo todo el cuerpo paseando por el parque que está cerca de mi casa.

He descubierto que movilizar la energía por mi cuerpo es una herramienta fabulosa para prevenir mis recaídas. Igual que descolgar el teléfono y llamar a alguien me ayuda a mantenerme en mi recuperación, estas técnicas me permiten afrontar sentimientos que experimento cuando estoy a punto de dejarme llevar. Tras dar unos porrazos a los muebles, gritar a pleno pulmón o concentrarme en mi respiración, ya no tengo tantas ganas como antes de darme un atracón, purgarme o ayunar. Movilizar la energía me ayuda a transportarme a un lugar en el que puedo enfrentarme a Tece con fuerza y confianza.

Tece me dejó muy clara su opinión sobre mis técnicas para movilizar la energía. Dijo: «Eres imbécil. ¿Por qué gritas a la almohada? La gente normal no aporrea ni grita de esa manera. La recuperación es absurda, y tú también».

Al principio pensaba como él. Cuando oía su voz, interrumpía lo que estaba haciendo. A menudo seguía sus consejos. Poco a poco, empecé a confiar en Thom y a permitirme probar cosas nuevas. Tardé un tiempo en dejar de estar tensa, acomplejada y preocupada por lo que los demás pensarían de mí. Pero por fin llegué al punto en el que pude dar una paliza a un mueble.

Ahora, cuando muevo la energía por mi cuerpo, Tece no dice esta boca es mía. Solo se quita de en medio.

No intentes entenderlo

Imagina que tu casa está ardiendo. Hay un bombero cerca de ti que te indica que lo sigas para ponerte a salvo. Mientras, Tece te tiene agarrada del brazo y tira de ti hacia las llamas. Te dice: «Tenemos que verlas más de cerca. Debemos averiguar cómo ha empezado este incendio. Si lo entendemos, podremos asegurarnos de que no vuelva a ocurrir jamás». A medida que te acercas a las llamas, notas el calor en el cuerpo. El bombero está a tu lado; si le dieras la mano, podría ponerte a salvo. Pero no lo haces. Estás demasiado ocupada escuchando a Tece.

Eso es lo que he hecho yo hoy. La única diferencia es que el incendio es mi recaída. El bombero es mi equipo de apoyo animándome a que me encauzase hacia la recuperación. Y Tece, bueno, se ha interpretado a sí mismo. En vez de hacer caso a mi equipo de apoyo, he obedecido a Tece. Me he quedado en mitad de mi recaída y he intentado entenderla. ¿Por qué lo he hecho? ¿Qué puedo cambiar en el futuro para evitar una situación similar? ¿Qué puedo hacer esta semana para asegurarme de que no tengo otro desliz? Incluso Thom ha reconocido que son muy buenas preguntas, pero no para responderlas mientras sigo entre las llamas. Me ha dicho que lo primero que tenía que hacer era alejarme del fuego.

Debo reconocer que no ha sido fácil salir de la casa ardiendo. El discurso de Tece me parecía lógico. Estaba convencida de que tenía que entenderlo todo antes de volver a comer bien. Solo necesitaba otro día de reflexión. Por supuesto, Tece no se ha molestado en decirme que, para entonces, ya habría sido pasto de las llamas. Al final, he estado dispuesta a escuchar a mi equipo de apoyo. Han hecho falta tres bomberos fortísimos —Thom, Kristina y Sarah— y mucha voluntad para ponerme a salvo. Ahora ya no corro peligro. Estoy comiendo bien y vuelvo a pensar con claridad. Es un buen momento para intentar responder a las preguntas que he planteado antes. De hecho, los investigadores solo pueden acudir al lugar del siniestro para empezar a indagar cuando el fuego está apagado.

En situaciones de emergencia, Tece siempre te dirá que él sabe cómo ponerte a salvo. En un huracán, en vez de sacarte de la ciudad en coche, te propondrá que cojas un barco. «Tenemos que llegar al ojo del huracán —afirmará— para saber a qué clase de vientos nos enfrentamos». Tece es de los que correrán hacia el tornado. Es un verdadero cazatormentas. No dejes que te arrastre con él.

Y no intentes entenderlo.

Investigar

Hace poco estuve tres días en el infierno. Para ser menos dramática, pasé tres días de recaída. Tece dice que durante ese tiempo fui un ángel. Mi profesora de canto, Judy, dice que estuve haciendo trabajo de investigación para este libro. Tiene razón. Volvía a estar hundida en mi trastorno de la conducta alimentaria. Cuando eso ocurre, siempre intento aprender algo nuevo, algo que pueda ayudar a otras personas como yo. Mi recaída empezó una tarde en el trabajo. Sin venir a cuento, Tece me dijo que necesitaba darme un atracón. En vez de separarme de él y discrepar, lo obedecí de inmediato. «Sí —le dije—. Seguro que estas galletas bañadas de dulce de azúcar y mantequilla de cacahuete me resolverán todos los problemas del día. Si no, lo harán estos pasteles rellenos de crema». Después de pasar toda la tarde atiborrándome, Tece sugirió: «Ya puestos, podrías anular tu sesión de terapia de esta noche. Relájate y deja que yo me ocupe de todo». En ese momento, por fin me separé de Tece y dije: «Voy a ir, y tú no puedes impedírmelo». Y no lo hizo. Acudí a la terapia y conté todo lo que estaba ocurriendo. Incluso hice dos llamadas para pedir apoyo desde la sesión. Cuando ninguna de las chicas a las que llamé me cogió el teléfono, Tece dijo: «¡Estupendo! Cuando te devuelvan la llamada esta noche, no contestaremos». Le respondí: «Tienes razón, Tece. "Nosotros" no, pero yo sí».

Me mantuve conectada con mi equipo de apoyo no solo por teléfono sino también por correo electrónico. Les envié a todos un SOS por esa vía. Les dije que estaba en apuros y que necesitaba palabras de aliento. Incluso decidí ir a otro grupo de apoyo en el que mis compañeras habían empezado a reunirse los jueves por la noche. Así que fui y volví a encontrar mi fuerza. De hecho, salí con una sola idea en mente: iba a cenar. Tece llevaba todo el día diciéndome que tenía que ayunar. Antes de ir al grupo, le había hecho caso. Pero después sabía que tenía la fuerza necesaria para desobedecerle. Llegué a casa y comí pese a los comentarios de Tece sobre lo gorda que iba a ponerme si cenaba a las diez de la noche. Lo hice y me fui a la cama con una sensación de libertad nueva para mí.

Esta mañana me he levantado sintiéndome yo misma otra vez. Lo que me ha ayudado a superar esta última recaída ha sido mantenerme conectada con mi equipo de apoyo. En cada esquina, tenía a alguien para decirme que podía hacerlo, que era capaz de enfrentarme a Tece. La gente me llamaba, me enviaba correos y me lo decía a la cara. No podía escapar de tanto apoyo. No quería hacerlo. Era muy agradable sentir que había personas que me guardaban las espaldas.

En la universidad, redacté muchos informes de investigación mientras estudiaba Bioquímica. La parte más importante de todos ellos siempre era la conclusión. Así pues, debo concluir lo siguiente de mi reciente investigación sobre Tece: si me mantengo conectada con mi equipo de apoyo, Tece no tendrá fuerza para derribarme. Si no me aíslo, no ganará. Nunca tengo que luchar sola contra él. Y tú tampoco.

Un día

Un día. Solo llevaba un día reconciliada con Tece y había vuelto a perder el control de mi vida. Menos de veinticuatro horas con Tece me abocaban a la locura, la desdicha y la desesperanza. Y cada vez que volvemos, Tece es peor. Causa más estragos que nunca. Cuanto más tiempo llevo recuperándome, peor es cada recaída. Cuando lo hago, me siento incapaz de funcionar en mi día a día. No puedo cumplir en el trabajo, cantar ni componer. Lo cierto es que no debo permitirme perder más días de mi vida con Tece. Ya le he dado suficientes. Por eso decidí cenar anoche.

—¿Has cenado? —me preguntó Scott cuando llegué a su casa ayer por la tarde.

Era una pregunta aparentemente sencilla con solo una o dos posibles respuestas. Pero me provocó una oleada de pánico. Pensé: «No. No he cenado. Estoy en mitad de una recaída. Y Tece ha decidido que hoy no se come».

Justo antes de salir para casa de Scott, había ido a un grupo de apoyo. Las chicas me habían animado a sacar fuerzas de flaqueza y, en concreto, me habían pedido que le dijera a Scott que tenía que cenar.

Por fin respondí a su pregunta:

—Tece hoy no me deja comer. Pero lo cierto es que necesito hacerlo. Tengo que cenar ahora mismo. —Sabía que Tece pensaba que estaba echándome un farol.

—¿Qué te apetece? Prepararé algo —respondió Scott.

—No es tan fácil, Scott —argüí—. Tece me dice que, si como algo hoy, soy una persona débil. Si fuera fuerte, no cenaría esta noche.

Me quedó claro que Scott no se regía por las reglas de Tece. Por supuesto, no conocía las consecuencias de cenar en un día que no se come. Y enseguida me corrigió diciendo que sería una señal de fuerza, no de debilidad.

Mientras hablábamos, fui abriéndome cada vez más a la idea de cenar. Pero aún había algo que me frenaba. Tece me decía que todos, incluido Scott, me despreciarían si comía, que la gente me admiraría si no lo hacía. Compartí esas ideas con Scott.

—¿Por qué iba a nadie a despreciarte por comer? Todo el mundo tiene que hacerlo. Comemos para vivir —argumentó.

—Pues yo quiero vivir —dije.

Así que cené. Tece no dejó de gritarme mientras comía: «¡Eres un desastre! ¡Eres patética!». Me dijo que yo solita me había arruinado el día. Pero en el fondo de mi corazón sabía que acababa de catapultarme fuera de una recaída muy destructiva. Volvía estar en el camino de la recuperación, sintiéndome un poco frágil, pero dispuesta a librar cualquier otra batalla que se me pusiera por delante.

Por mucho que las recaídas se me vayan de las manos, es agradable saber que puedo salir del pozo con los mismos principios. Siempre tengo que escuchar lo que Tece me ordena hacer y después desobedecerle. Separarse de él funciona en cualquier momento, no importa lo avanzada que estés en tu recuperación ni las veces que hayas recaído. No tengo que pasar otras veinticuatro horas con Tece. En cuanto me doy cuenta de que manda él, tardo unos momentos en hacer lo que necesito para volver a encauzarme. No daré otro día a Tece. Ni uno más.

El turno de Thom

1. Tarjeta de emergencias

Un componente importante de la recuperación de Jenni ha sido prevenir sus recaídas. Ha encontrado varias maneras de evitarlas. La animé a confeccionar una tarjeta de emergencias que incluye consejos para no recaer. Jenni decidió aceptar mi consejo y creó una tarjeta que lleva encima en todo momento. En una cara ha incluido una lista de los números de teléfono de las personas que forman parte de su equipo de apoyo. En la otra ha anotado todo lo que le ha funcionado en el pasado para prevenir una recaída. Esto es lo que pone en una de las caras de la tarjeta de emergencias de Jenni:

1. Movilizar la energía.
    a) Empujar con los brazos contra una resistencia (colocarme en el hueco de una puerta y hacer fuerza con los brazos contra el marco).
    b) Inspirar (buena energía).
       Espirar (mala energía).
    c) Dar puñetazos en la cama.
    d) Gritar contra una almohada.

2. Tener una conversación con Tece. Separarme. Discrepar. Desobedecer.

3. Dar un paseo.

4. Llamar a gente del equipo de apoyo.

Confecciona la tuya. Puedes hacerla del tamaño de una tarjeta de crédito y llevarla en la cartera. Jenni plastificó la suya y se la colgó del llavero. Lo importante es que la lleves encima vayas donde vayas. Utilízala cuando la necesites, evita recaer y sigue avanzando en tu recuperación.

2. Intervenir en una recaída

¿Tiendes a recaer en situaciones concretas? ¿Hay acontecimientos que precedan a tus recaídas? Por ejemplo, a Jenni solía pasarle cuando se acercaban momentos especialmente estresantes en su trabajo. Cuanto mejor conozcas las pautas asociadas a tus recaídas, más eficaz serás parándole los pies a Tece antes de que empiece a machacarte.

Utiliza las respuestas a las siguientes preguntas para mejorar tu capacidad de intervenir en tus recaídas:

- ¿Cuáles son los desencadenantes más peligrosos de tus recaídas?
- ¿Recaes siempre que te tropiezas con estos desencadenantes? De no ser así, ¿qué has hecho para evitarlo en esas situaciones?
- En tu caso, ¿cómo empieza una recaída? ¿Lo hace con un pensamiento? ¿Con una emoción? ¿Con una sensación física?

- En una escala del 1 al 10 (10 es mucho), ¿cuántas ganas tienes de aprender a intervenir de manera eficaz en tus recaídas?
- ¿Qué es lo que estás dispuesta a intentar en serio para frenar la próxima?
- ¿Cuáles son las mejores preguntas que puedes hacerte sobre ellas?

3. Mecanismo Anti-Tece

De manera similar a la tarjeta de emergencias, Jenni también creó lo que llamó su «mecanismo Anti-Tece» para que la ayudase a aguantar ante una posible recaída. El suyo es sencillo. Consiste en una carta dirigida a sí misma. Cuando estaba en un buen momento de su recuperación, la escribió para leerla cuando estuviera a punto de recaer. Yo la considero una especie de carta que viaja en el tiempo. La Jenni que hoy se siente afianzada en su recuperación escribe a una Jenni vulnerable que tiene dificultades en algún momento indeterminado del futuro.

Cuando Jenni lee la carta, recuerda el horror asociado a Tece y puede echarse una mano. He aquí su carta:

Querida Jenni:

Sé que sientes que todo te supera. Te parece que has perdido el control. Lo único que quiero que sepas es que TIENES ELECCIÓN. No has de acudir a Tece. Sí, sé que en otra época te ha servido para evadirte de tus sentimientos. Por un momento, Tece parece funcionar. Pero a la larga TE ARREPENTIRÁS DE HABER ACUDIDO A ÉL. Tece te deprime y te hunde en la miseria. Hace promesas que nunca cumple. Acabo de superar una recaída. Ojalá hubiera dicho que no a Tece en cuanto le he oído. PUEDES HACERLO AHORA MISMO.

Te quiero,

JENNI

Crea tu propio mecanismo Anti-Tece. Escríbete una carta sencilla. Llévala siempre encima y léela cuando estés en peligro de recaer. Revísala a medida que avanzas en tu recuperación; añade todo lo que vas aprendiendo a tu mecanismo Anti-Tece. Mediante esta carta que viaja en el tiempo puedes recordarte el dolor que Tece trae a tu vida y darte ánimos para mantenerte firme en tu recuperación.

Si sabes en qué momentos eres más vulnerable a las recaídas (por ejemplo, en los días festivos o en los exámenes finales), envía un correo electrónico de aliento a tu yo futuro utilizando una web como <futureme.org> (en inglés).

6

LA CRUDA VERDAD

Tomarse en serio la recuperación

Para recuperarme de mi trastorno de la conducta alimentaria, tuve que tomar la decisión de hacer todo lo necesario para cambiar mi relación con Tece, lo que incluyó comer sano, acudir a las visitas que hiciera falta y hacer llamadas de apoyo. Asumí que debía sentir el dolor que conlleva recuperarse. Al final, valió la pena. Algunas partes del proceso te parecerán imposibles de afrontar. Pero soy la prueba viviente de que se puede. La sexta parte del libro te ayudará a comprometerte con tu salud y te hará avanzar en algunos aspectos más complicados de la recuperación.

La recuperación es lo primero

Es la noche previa al tan esperado gran día en el estudio de grabación y no me apetece darme un atracón y purgarme. Mañana grabaré mi voz para la posteridad y no quiero ayunar. De hecho, me he ceñido a mi plan de alimentación, lo que significa que estaré concentrada en el estudio. Como por fin mi recuperación es lo primero en mi vida —por encima de mi carrera como cantante—, durante la sesión podré centrarme en mi voz.

Antes era al revés. En mi lista de prioridades, mi recuperación aparecía metida con calzador al final de la hoja. Lo más importante estaba escrito con muy buena letra justo debajo de «Tareas pendientes»: mandar una felicitación a todas las personas que conozco, asistir a todas las actuaciones de todos los cantantes de Nashville y preparar *brownies* para todas las ocasiones especiales en un radio de cincuenta kilómetros a la redonda. Antes de encabezar la lista con mi recuperación, me amargaba cada vez que alguien cumplía años, jamás prestaba atención en las actuaciones y no me atrevía a probar los famosos *brownies* de Jenni.

Además de gastarme un dineral en felicitaciones, la música era más importante para mí que recuperarme. Componer era la excusa perfecta para no ir a terapia de grupo. Las noches que decidí saltármela, la inspiración brilló por su ausencia. ¿Cómo iba a escribir nada bueno si Tece no paraba de hacerme sugerencias? Cuando trabajábamos juntos, me sorprende que el resultado no fuera una canción titulada «Ayunando por ti», «No comas nada» o «Vivir así es morir de hambre».

En cuanto decidí que mi recuperación era lo primero, por fin pude centrarme en todas mis otras metas en la vida. Temía que Tece me saboteara el día antes de ir al estudio con la idea de grabar mi voz para posteridad. Pero ahora, cuando miro por casa, ya no lo veo. Por supuesto, podría estar fuera, en el coche, tendiéndome una complicada trampa para atraparme por la mañana. Pero siempre que mi recuperación sea lo primero, podré cruzar ese puente cuando llegue el momento.

Hacer lo que sea

«¿Qué estás dispuesta a hacer?».

Emily, una amiga de terapia de grupo, me lo preguntaba sin cesar. Empecé a separarme de Tece cuando mi respuesta se convirtió en «Estoy dispuesta a hacer lo que sea».

¿Qué estoy dispuesta a hacer? Sigo todas las indicaciones de los profesionales de la salud a los que acudo en busca de ayuda. Ahorro dinero para pagar las visitas coleccionando cupones y bonos para todo, desde el cine hasta la comida. De hecho, voy al supermercado a comprar los alimentos que salen en los cupones. Me llevo la comida cuando viajo en avión porque una bolsita de cacahuetes y una Coca-Cola Light no satisfacen los cinco grupos de alimentos. Al principio, tuve que apartar todos los refrescos bajos en calorías para hacer sitio a la comida real. En una ocasión, abandoné un maratón de Gatorade a mitad de camino porque no servían almuerzos en ninguno de los puestos de avituallamiento. Incluso rechacé una entrevista de trabajo porque no me daba tiempo a comer antes de ir. En cualquier circunstancia, estoy dispuesta a hacer lo que sea para recuperarme y cuidarme.

Cuando me sentí «dispuesta a hacer lo que fuera», Tece formuló un plan para combatirme. Su gran idea también conllevaba estar «dispuesto a hacer lo que fuera» (no es famoso por la originalidad de sus ocurrencias). Pero, haga lo que haga, siempre estoy preparada para combatirlo. Por ejemplo, Tece afirma: «Si cenas tan tarde, te pondrás cinco kilos durante la noche, todos en la barriga». Siempre habla de partes concretas del cuerpo. Para su sorpresa, no me importa engordar cinco kilos y ceno (que conste, nunca he engordado durante la noche por cenar tarde). «Estar dispuesta a hacer lo que sea» significa que me expondré a cualquier amenaza que Tece se saque de la manga. ¿Qué estás dispuesta a hacer tú?

Llorar la pérdida de lo bueno

Fui a casa de Brett con una única idea en mente. Iba a romper con él. Ya me había hartado de su carácter controlador y maltratador. Quería recuperar mi vida. Y es justo lo que hice. Me sentía feliz de ser libre. Todo era fantástico. Al mismo tiempo, debo reconocer que había cosas de mi ex que echaba de menos. Me gustaba oírle cantar y tocar la guitarra a altas horas de la madrugada y me encantaba cómo me hacía reír. Añoraba tener a alguien para quien preparar algo especial. Cuando rompimos, me deshice de todos los aspectos negativos de nuestra relación, pero también tuve que renunciar a los buenos.

No fue distinto cuando decidí divorciarme de Tece. Había cosas de él que echaba mucho de menos. Era difícil vivir sin tapar al instante lo que sentía atiborrándome de comida. Durante un atracón, reducía mi estrés, me distanciaba de la realidad y todo parecía ir bien. También tuve que dejar de purgarme, significara eso vomitar, ayunar o hacer demasiado ejercicio. Purgarme era la solución aparentemente mágica para los atracones y no engordar. Me aliviaba. Por supuesto, extrañaba el subidón de energía que produce el ayuno y la falsa sensación de control. Y lo que más echaba en falta de Tece era lo especial que me hacía sentir. Me decía que era más fuerte que los demás.

Sus palabras eran: «Los demás son muy débiles, Jenni. Se creen el gran mito sobre la comida. Piensan que necesitan comer. Ojalá pudieran tener tu control».

La primera vez que intenté dejar a Tece, creía —y me equivocaba— que podría deshacerme de todos sus aspectos negativos. Estaba encantada de alejarme de la locura que traía a mi vida. Me dispuse a dejar atrás mi incapacidad para concentrarme y mi perpetua falta de energía. Y no veía la hora de no estar siempre obsesionada con la comida y mi cuerpo. Sin duda, quería deshacerme de todas las cosas malas, pero no estaba lista para soltar las buenas. Así que llegaba a pactos con Tece.

> JENNI: Hoy voy a comer, porque es lo que necesito para recuperarme. Debo hacerlo para tener energía, cantar y componer.
>
> TECE: Vale, bien. Puedes comer, pero no lo suficiente para engordar, aunque sea un gramo. Si lo haces, serás una inútil, nada especial.
>
> JENNI: Vale. Trato hecho.

Mis concesiones no funcionaban. Por ejemplo, si quería conseguir la energía que necesitaba para perseguir mis sueños y llevar la vida que deseaba, tenía que ceñirme a mi plan de alimentación, lo que significaba que debía aumentar de peso.

Por mucho que intentara soltar los atributos negativos de Tece, no podía. De forma inevitable, acababa volviendo a sus brazos. Así que por fin decidí comprometerme a recuperarme y tuve que llorar la pérdida de los rasgos de Tece que tanto me gustaban. Fue un proceso largo y difícil.

Hoy ya no extraño las características que una vez llegué a desear. Ahora tengo otras cosas en la vida que ocupan su lugar.

Ya no lo necesito para sentirme especial. Sé que soy única en muchos aspectos: en mi música, en mi manera de escribir y en ser la que soy. No preciso a Tece para aliviar el estrés. En cambio, he adquirido técnicas para ello, como bailar, hacer yoga y respirar. Ya no necesito ninguna parte de Tece. Cuando dejé a mi exnovio, me dijo que algún día lo lamentaría. Tece también. Sigo esperando ese día. Hasta que llegue, continuaré viviendo mi vida y disfrutando de cada momento.

La parte menos divertida

Miro mi desayuno saludable, que satisface mi plan de alimentación. Lo último que quiero es comer. Pero ahora lo más importante es que lo haga. Es la parte menos divertida de la recuperación. Para serte sincera, la odio. Ceñirme a mi plan cuando Tece me grita al oído es difícil y doloroso.

Otros aspectos de mi recuperación siempre me han resultado bastante divertidos. Por ejemplo, en las sesiones individuales, es habitual que juegue con bates de béisbol, sirenas o con un títere llamado «Monstruo de los deberías». A veces, incluso aprendo trucos de magia. En terapia de grupo, siempre se oyen risas. Utilizamos caretas, hacemos juegos de rol e incluso destrozamos cojines. Es divertido hablar con mis compañeras e ir conociéndolas a todas. Por supuesto, he vivido momentos intensos en terapia en los que me he deshecho en lágrimas o he dado rienda suelta a mi ira reprimida. Pero después siempre me sentía mejor, más en paz conmigo misma. Si recuperarse solo requiriera hacer terapia, sería más feliz que una perdiz.

Pero cuando se trata de recuperarse de un trastorno de la conducta alimentaria, siempre habrá alguien que mencione la comida. Al final, la diversión y los juegos se acabarán, y te encontrarás mirando un plato de comida. Tú sabrás que necesitas comértela, pero Tece te ofrecerá otras alternativas. Sus ideas irán desde negarte a probarla hasta zamparte todo lo del plato y mucho más. Puede que incluso te proponga una actividad de sobremesa. Y doña Perfecta, que no deja de vigilar tu talla y figura, escrutará cada bocado que te llevas a la boca. Comer no tendrá chispa ni magia. No será emocionante. Es la parte menos divertida de la recuperación, pero es fundamental. Conseguir una regularidad en lo que se refiere a la comida es muy difícil. Si te pareces en algo a mí, tendrás muchos altibajos e incidencias. Pero una vez que te habitúes a comer según un plan de alimentación, acabarás sintiéndote tremendamente libre y llena de energía.

Así pues, la próxima vez que te encuentres cara a cara con una comida equilibrada no intentes darle vidilla dibujando caritas sonrientes con los guisantes y las zanahorias. Limítate a comértela y asume que, al principio, no será una experiencia muy gratificante. Con el tiempo, esa faceta de la recuperación reconstruirá tu vida y te permitirá vivir tus sueños. De forma paradójica, la parte menos divertida hará posible que la vida acabe siendo apasionante.

¿Cómo puedes?

¿Cómo puedes ir al supermercado cuando acaban de estrellarse dos aviones contra el World Trade Center? ¿Cómo puedes preocuparte por comprar comida para el almuerzo cuando hay terroristas atacando Estados Unidos? ¿Cómo puedes ceñirte a tu plan de alimentación cuando se han perdido miles de vidas? Esas fueron las preguntas de Tece el 11 de septiembre de 2001. Tece siempre intenta utilizar una situación trágica en su favor. Desea que me sienta culpable por estar en recuperación y me pregunta: «¿Cómo puedes ser tan egoísta en un momento como este?». En distintas etapas de mi vida, Tece me ha planteado estas cuestiones:

«¿Cómo puedes enfocar tu energía en recuperarte cuando doce estudiantes universitarios acaban de morir en un terrible accidente?».

«¿Cómo puedes preocuparte por la cantidad de proteína de tu cena cuando tu amigo está luchando contra una enfermedad desconocida?».

«¿Cómo puedes perder tiempo en terapia cuando hay un francotirador suelto matando a gente inocente?».

«¿Cómo puedes pensar en el desayuno cuando acaba de estallar una bomba en Oklahoma?».

Tece no vacila a la hora de utilizar el dolor y el sufrimiento de los demás para distraerme en mi recuperación. «Lo único que haces es dedicarte tiempo —dice—, siempre escarbando más hondo, intentando quererte. ¿Qué hay de los demás? ¿Qué hay del mundo? Tu recuperación te ha convertido en un ser cerrado y egocéntrico, Jenni». Eso es lo que me reprocha Tece. En terapia he aprendido que la manera de estar disponible para los demás es cuidándome lo mejor que sé. Cuando me centro en recuperarme, tengo la mente despejada y me concentro. Puedo escuchar y empatizar. Soy capaz de consolar a un amigo que lo necesita. Tengo más energía para ayudar a otras personas. Puedo coger el coche para ir a visitar a un amigo, echar una tarjeta de condolencias al buzón o donar sangre a la Cruz Roja. La recuperación me permite dar lo mejor de mí.

Cuando estoy con Tece, no puedo estar presente para nadie. Una única cosa ocupa mis pensamientos: la comida. Me centro en cómo conseguir más, despojarme de ella o eludirla. Un amigo puede estar llorando en mis brazos y solo soy capaz de pensar en la gran bolsa de galletas que voy a zamparme después. Como mi mente está tan absorta en Tece, no puedo prestar atención ni brindar apoyo. Lo más que puedo hacer es aparentar.

Cuando una tragedia azota al mundo, cuento con que Tece empezará a fastidiarme. Si se declara un incendio en la otra punta de la ciudad, Tece dirá: «¿Cómo puedes preocuparte por ir a tu cita con el médico cuando a alguien se le está quemando la casa?». O, en respuesta al hambre mundial, puede reprocharme: «¿Cómo puedes cenar cuando la gente se muere de hambre?». No se cansará de repetirme que recuperarme es egoísta.

En realidad, Tece —no la recuperación— es el paradigma del egoísmo. Hará lo que sea —incluso mentir, engañar y robar— para colmar sus necesidades. Él es quien siempre ignora los sentimientos de los demás para alcanzar sus metas. A costa de todos, Tece se asegura de que sus deseos sean siempre la máxima prioridad.

Así que cuando Tece me dice que estoy siendo egoísta, le respondo que se mire al espejo. Si quiere ver al verdadero egoísmo, lo encontrará ahí.

No quiero versus No puedo

Las paredes se me caen encima. No estoy nerviosa por nada en concreto. Estoy nerviosa por todo. Tengo miedo. Se me ha olvidado respirar. Siento que tengo que hacer algo ya. Se me acaba el tiempo. Quiero dejar de sentir. Deseo que las paredes dejen de temblar. Y sé cómo hacerlo: dándome un atracón. Pero eso sería acudir a Tece en busca de ayuda. No quiero hacerlo. Puedo, pero no quiero.

En terapia he aprendido la importancia de distinguir entre «no poder» y «no querer». «No poder» sugiere que no tengo elección y que no soy dueña de mi vida. «No querer» reconoce que puedo elegir y que tengo el control. Cuando digo: «No quiero darme un atracón», asumo la plena responsabilidad de mis actos. Participo en mi vida de manera activa y no me limito a dejar que me pasen cosas. Sí, podría llamar a Tece y él me indicaría cuál es la comida ideal para mi atracón. Pero no quiero hacerlo. Elijo decir que no.

Tece lo llevó fatal cuando pasé de «no poder» a «no querer». Él prefería los momentos en los que yo no era dueña de mi vida. Entonces le resultaba más fácil colarse y tomar el control. Cuando me decía «Sáltate solo esta comida. No es para tanto», yo le respondía «No, no puedo», y ese «no puedo» le indicaba de inmediato que él influía en si yo ayunaba o no. Y sabía que yo no estaba al mando. Sugería: «Claro que puedes. Lo único que tienes que hacer es decirles a todos que ya has comido». Y casi siempre seguía su consejo. Ahora mi respuesta es «No, no quiero». El hecho de sustituir «no puedo» por «no quiero» indica que estoy al mando. Decido ceñirme a mi plan de alimentación; sin peros.

Hoy, cuando las paredes tiemblan a mi alrededor, Tece aún quiere que me dé un atracón:

TECE: Jenni, las paredes dejarán de temblar si abres la nevera.

JENNI: No quiero hacerlo.

TECE: Claro que puedes.

JENNI: Ya lo sé.

TECE: Entonces ¿qué problema hay?

JENNI: Que no quiero.

TECE: Pero puedes.

JENNI: Pero no quiero.

Juego mi mejor carta. Tece no tiene ninguna posibilidad.

Ser realista

No te equivoques: si se le presenta la ocasión, Tece te matará. De todas las razones para divorciarte de él, esta es la más importante. Los trastornos de la conducta alimentaria tienen el mayor índice de mortalidad de todas las enfermedades psicológicas. A menudo, los datos no reflejan que las víctimas de Tece han muerto de anorexia o bulimia. Refieren como la causa un paro cardiaco, una insuficiencia renal u otras complicaciones médicas. Como ya sabes, estos trastornos no se circunscriben a la comida, sino que afectan a toda tu persona, mental y físicamente. Sí, Tece empieza despacio, solo te limita lo que comes de vez en cuando. Pero las gotas de lluvia enseguida se convierten en un huracán.

Si eres como yo, pensarás: «No me doy atracones ni me purgo tan a menudo», «A mí no me pasará» o «Llevo años viviendo así». Navegando un día por internet me enteré de que muchas chicas que padecen trastornos de la conducta alimentaria hacen esas mismas reflexiones. Así pensaba Kristen cuando, a los quince años, se fue de acampada un fin de semana de mayo. El lunes, Kristen estaba de vuelta en casa y sus padres la encontraron sin vida en la cama. Tece había ido demasiado lejos; los técnicos de emergencias no pudieron reanimarla.

Quizá también pienses: «A mí no me pasará», «Yo estoy gorda» o «Tengo un peso normal». Tece te manipula para que pienses que no es para tanto. Dirá: «¿Cómo se te ocurre pensar que puedes morirte? No estás esquelética, sino bien recubierta». Lo cierto es que incluso los médicos decían que Kristen tenía un peso normal y saludable, pero aun así murió.

Tece no discrimina en razón del peso, la edad, el sexo o ningún otro factor. El día que leí sobre Kristen en internet, también supe de Melissa, Stephanie, Matt, Deborah, Chantel y Andrea; todos perdieron la vida por un trastorno de la conducta alimentaria. Su familia y amigos crearon sitios web en su memoria. Aunque Tece se ha cobrado muchas vidas, no ha ganado. Debemos aprender de Kristen, de Melissa y de todas sus otras víctimas. Tenemos que saber que, por mucho que Tece disfrace sus intenciones, si se lo permitimos nos destruirá. Utiliza esta información para impulsar tu divorcio. Divorciarte de Tece es más que poner fin a una relación de maltrato: es tomar la decisión de vivir.

El gobierno de la minoría

¿Y si no te importa que Tece te mate? Aunque la amenaza de la muerte no te asuste, dentro de ti aún queda una pequeña parte que quiere vivir. ¿Cómo lo sé? El hecho de que estés leyendo este libro demuestra que algo en tu interior no quiere morir, desea recuperarse. Puede que ni siquiera la oigas, porque la gran parte de ti a la que no le importa vivir grita en tu mente. Tendrás que prestar mucha atención para oír la vocecilla que quiere luchar por tu vida.

Esa parte no gritará: «¡Recuperarse es fabuloso! ¡Sí, vida!». No, es más probable que diga: «Puede que la recuperación sea posible. Quizá mi vida merezca la pena».

Al principio no es necesario que te sientas especialmente motivada. Puede que lo único que te motive sea aguantar hasta el día siguiente. O quizá una noche de diversión que hayas planeado para más adelante. Tal vez un compromiso con un amigo o la perspectiva de ir al cine.

A muchas compañeras de mi grupo de terapia les motiva saber que importan a otras personas. Están dispuestas a seguir recuperándose y haciendo bien lo siguiente para evitar que sufran sus familiares y amigos. Quizá puedas hallar en otras personas tu motivación para vivir.

O a lo mejor eres como otras chicas de mi grupo de terapia que piensan que no importan a nadie. En una sesión de grupo, Kim me dijo convencida:

—Me siento muy sola. A nadie le importa si estoy viva o muerta. Me da igual morir.

De inmediato, otras chicas se lo discutieron:

—Kim —dijo una—, eso no es verdad. A la gente le importas.

—A todas nos importas mucho —añadió Hilary.

Kim se encogió de hombros y afirmó:

—No me lo creo. Me siento aislada.

Al parecer, Thom sabía que no servía de nada intentar convencer a Kim de algo que ella no creía, de manera que llevó la conversación por otro derrotero:

—Kim —intervino—. Has dicho que te sientes sola. Describe esa sensación.

—Es fría y aterradora —respondió ella despacio. Empezaron a rodarle lágrimas por la cara en cuanto continuó—: Estar tan sola me deprime mucho. Siento que no valgo nada.

Thom le dio el tiempo necesario para que expresase sus emociones y nos animó al resto a escuchar y no intentar convencerla de que se equivocaba. Más tarde, preguntó a Kim:

—¿Cómo te sientes ahora? ¿Sola?

—De hecho —respondió ella—, un poco mejor, más conectada con el grupo. Es agradable hablar de esto con personas que lo entienden.

A menudo, cuando alguien expresa en terapia de grupo emociones que ha reprimido, se siente más unido a todos los presentes. Ese sentimiento de conexión ayuda a darse cuenta de que el grupo es una familia que se preocupa por sus miembros.

Aquella noche, Kim se marchó con lo que he oído llamar a Thom «una duda razonable». Quizá, solo quizá, no era un caso perdido. Puede que importase de verdad a sus compañeras. Si te sientes como Kim al principio de la sesión, puede ayudarte hablar con alguien en quien confíes y expresar tus sentimientos. Quizá quieras comentarle lo sola o deprimida que te sientes. Compartir tus emociones con otra persona te permitirá sentirte más unida a ella. Puede que incluso te vayas creyendo que es posible que le importes a alguien. Quizá desarrolles una duda razonable.

Por supuesto, a la larga, el objetivo es no vivir tu vida por otra persona. Pero si saber que importas a alguien te motiva a quedarte en el planeta y seguir intentándolo, adelante. Si te funciona, a por ello. Lo que te anima ahora no tiene por qué motivarte en el futuro. Algún día, desearás vivir por ti, no por otra persona.

Para avanzar en tu recuperación, busca tu propio estímulo. Recuerda que, al principio, te costará. Será algo tímido y pequeño dentro de ti. Cuando encuentres lo que te motiva, deja que asuma el mando. Permite que la minoría gobierne y te guíe hacia una vida que nunca soñaste que fuera posible.

Cinta americana

Algunos libros aconsejan poner candados en la puerta de la nevera y en los armarios de la cocina para prevenir los atracones. Nunca lo he probado, pues vivía sola y no podía confiar en Tece ni en mí para guardar la llave. En cambio, pegué largas tiras de cinta americana a lo ancho de la entrada a la cocina; exacto, me cerré el paso. Estaba convencida de que aquel invento brillante me detendría la próxima vez que quisiera darme un atracón y purgarme. Entonces me invadió la sensación de que las paredes se me caían encima. Estaba nerviosa por nada y por todo a la vez. Me entró el pánico. Me olvidé de respirar. El alivio inmediato, si bien transitorio, me gritó desde la cocina. Era Tece. De algún modo, había conseguido franquear la cinta americana. «Jen, anda, entra», y me hizo un gesto para que me uniera a él al otro lado de la puerta.

Tardé dos segundos en romper la barrera en la que había depositado tanta confianza hacía un rato (no tanto). Estoy segura de que invertir en una cinta más resistente tampoco habría ayudado.

Siempre que me invadía la horrible sensación que precede a un atracón, buscaba un alivio instantáneo. Lo probé todo. Empapaba la comida de mis atracones con agua. Luego, bajaba al supermercado a comprar más. A veces, probaba a beber refrescos bajos en calorías en vez de darme un atracón. No paraba de hacer viajes a la nevera para coger una lata de refresco tras otra. De forma inevitable, en uno de esos viajes, mi mano cogía una cuña de queso, masa de galleta cruda o mantequilla de cacahuete.

¿Por qué no podía encontrar algo que automáticamente borrara la necesidad de darme un atracón? Porque no existe ninguna varita mágica que pueda hacer desaparecer la horrible sensación que lo precede. Lo bueno es que estamos hechos de tal manera que esa percepción se pasa sola, con el tiempo. Solo tenemos que quedarnos quietos y ser conscientes de lo que nos ocurre. Debemos experimentar las sensaciones. Para ayudarnos a afrontarlas, podemos llamar a una persona de nuestro equipo de apoyo o expresarlas concentrándonos en nuestra respiración, incluso golpeando una almohada. Pero recuerda que, por terribles que sean, las sensaciones pasan. Se necesita paciencia y confianza..., no comida, y desde luego tampoco cinta americana.

Huesos

Un noche, Julie se incorporó al grupo y nos habló de su reciente diagnóstico en la consulta del médico. «Acaban de darme los resultados de mi densitometría y tengo osteoporosis», dijo. La osteoporosis es una enfermedad caracterizada por la pérdida de tejido óseo. Creía que era una enfermedad que solo afectaba a las personas mayores, pero me equivocaba. Julie no llega a los treinta. Aquella noche me sorprendió enterarme de que las personas jóvenes con trastornos de la conducta alimentaria tienen un riesgo considerablemente mayor de desarrollarla.

Cuando Julie nos comentó su diagnóstico, me enteré de que otras chicas del grupo padecen osteoporosis. Otras tienen osteopenia, la fase previa a la osteoporosis. Mientras hablábamos, recordé que el doctor Tucker me había recomendado que me hiciera una densitometría ósea hacía más de un año. No creía que a mis huesos les pasara nada malo ni quería ocuparme de presentar la petición a mi seguro médico, de manera que no llegué a pedir hora para la prueba. Sin embargo, un día después de aquella sesión de grupo, llamé al doctor Tucker para programarla.

Semanas después, cuando llegué a casa, encontré un mensaje del doctor en el contestador. Me decía que tengo osteopenia.

Meses antes, mi madre se había hecho una densitometría. Tiene más de cincuenta años y una densidad ósea fantástica. En cambio, yo no llego a los treinta y padezco una disminución de la masa ósea. Ese día le dije a mi madre: «No quiero vivir con la espalda encorvada de por vida».

Entonces empecé a leer toda la información que encontré sobre la osteoporosis y comprendí que ir encorvándome poco a poco durante el resto de mi la vida solo era una de mis preocupaciones. La descomposición ósea afecta a la capacidad para comer y moverse de manera autónoma. Cuando se combina con otros problemas de salud, a menudo conlleva la muerte. La mitad de las personas que se rompen la cadera jamás volverán a andar sin ayuda y, de las mayores de cincuenta, una cuarta parte morirá en menos de un año.

Cuando me di cuenta del mal estado de mis huesos y de la vida que podía aguardarme, me sentí muy enfadada. «¿Por qué no te has cuidado? Tu familia tiene los huesos fuertes, pero has echado a perder los tuyos. ¿Por qué has ayunado y te has alimentado mal durante todos estos años?». Enseguida me di cuenta de que aquellas preguntas se las tenía que plantear a Tece, no a mí. Era él quien me convencía para que hiciera daño a mi cuerpo. Era él quien pensaba que estar delgada era más importante que nada —obviamente, más que mis huesos.

A menudo pienso que ojalá alguien me hubiera advertido del riesgo de desarrollar osteoporosis mientras mi trastorno de la conducta alimentaria estaba activo. En realidad, no sabía que estaba dañando mi cuerpo. Creía que era joven y que mi cuerpo se adaptaba a todo. Pensaba que podía hacer lo que quisiera. Pero entonces no lo sabía. Por eso te lo digo. Quiero que tengas la posibilidad de elegir que no tuve yo. Puedes comprometerte a recuperarte y proteger tu cuerpo o continuar con Tece y exponerte a desarrollar osteopenia, osteoporosis u otros problemas de salud.

Si hubiera sido consciente de lo que tú sabes ahora, ¿qué habría hecho? Casi con total seguridad, Tece me habría dicho: «Jenni, a ti no te pasará. No estás tan mal. Tus huesos están bien». Y puede que hubiera continuado mi viaje con él, tal como hice. Pero quizá, solo quizá, habría reflexionado sobre lo que estaba haciéndole a mi cuerpo. A lo mejor me habría preocupado lo suficiente por mi salud como para plantearme buscar ayuda antes. Jamás sabré qué habría hecho.

Pero eso no es lo importante. Lo que importa eres tú. ¿Qué vas a hacer con la información que tienes? No hagas caso a Tece cuando te asegure que a ti no te pasará. No le escuches cuando te diga «Tú no estás tan esquelética como para tener problemas de huesos».

En mi grupo de apoyo, mujeres de todo tipo han desarrollado osteopenia y osteoporosis. Aunque solo coquetees con Tece, tienes un mayor riesgo de padecer estas enfermedades. No le creas cuando te dice que no es tu caso. Miente. A mí me pasó, y también a muchas mujeres y hombres de todo el mundo.

Puede pasarte a ti. No se lo permitas.

Atrapada

—Gatorade o el hospital —dijo Susan.

Podía elegir: beberme un Gatorade o ir al centro médico más cercano para que me administraran suero por vía intravenosa. No quería ir al hospital. Pero Tece no me permitía comer ni beber nada, así que el Gatorade estaba descartado.

—Gatorade o el hospital —repitió Susan—. ¿Qué eliges? —preguntó.

No quería responder a su pregunta. Solo deseaba salir de su despacho lo antes posible. Quería subirme al coche, marcharme y eludir su pregunta. Pero no podía, porque mi coche no estaba allí. Mi profesora de voz, Judy, me había acercado y no tenía intención de dejarme marchar. Me sentía atrapada.

Susan continuaba indicándome mis dos alternativas, pero yo seguía buscando una salida. Me fijé en su ventana y contemplé la posibilidad de escapar por ahí. Supuse que podría salir por allí e ir a casa a pie. Quizá te preguntes por qué no me limitaba a salir por la puerta en vez de plantearme escapar por la ventana. Después de todo, Judy y Susan no me habrían retenido. Ahora sé que podría haberme levantado y haber salido por la puerta. Pero en ese momento Tece estaba en el despacho, al mando. Y quería que saliera por la ventana. Sería más emocionante y dramático romper el cristal, bajar escalando por la pared desde la segunda planta y llegar a casa andando, agotada. Así que eso es lo que quería hacer.

Tece llevaba la batuta y yo no pensaba de manera racional. Me dejó claro que Judy y Susan me tenían manía. Me dijo que solo querían que engordase y arruinarme la vida. «Os odio», les grité. Mis duras palabras les sorprendieron, pero se mantuvieron firmes. No iban a dejarme escapar. En ese momento, el concepto de «amor incondicional» se me escapaba. Ahora comprendo qué significó para ellas exponerse a que las odiara.

Mientras Susan seguía preguntándome qué quería hacer —Gatorade o el hospital—, Tece y yo manteníamos una intensa conversación:

TECE: Hagas lo que hagas, no puedes permitir que te obliguen a meterte fluidos en el cuerpo. Si lo haces, te inflarás como un globo. Hoy no te toca comer, lo tienes prohibido. Líquido tampoco. Nada.

JENNI: Tece, no tengo opción. Debo responder la pregunta de Susan. ¿Qué elijo, Gatorade o el hospital?

TECE: No tienes que responder a la pregunta. Sigue eludiéndola. Levántate y vete.

JENNI: Pero pago a Susan para que me ayude. ¿Por qué me molesto en venir si luego no le hago caso?

TECE: Susan solo quiere que engordes. Se dedica a eso: a engordar a la gente. Sal de aquí.

JENNI: Tece, tú me has puesto en esta situación. Debo dejar de obedecerte y confiar en otra persona.

Al final respondí a la pregunta de Susan. No fue fácil, pero decidí beberme el Gatorade. Menuda decisión difícil.

Durante tu recuperación, te enfrentarás a muchas preguntas complejas. Algunas serán en forma de alternativas ofrecidas por los profesionales de la salud. Otras te las plantearás tú. Y algunas te las formularán amigos, familiares e incluso Tece. No te preocupes si no las contestas todas correctamente. A veces no habrá una respuesta correcta o incorrecta. En ocasiones lo importante es que te enfrentes al problema en vez de salir por la ventana. Por ejemplo, no importaba si yo elegía el Gatorade o el hospital. En ambos casos, iba a suministrarme los fluidos que necesitaba mi cuerpo. Lo importante era que respondiera a la pregunta y afrontara el hecho de que necesitaba cuidar de mi cuerpo.

Siempre que te enfrentes a los problemas que surgen durante la recuperación, estarás avanzando. Y no tendrás que preocuparte por romper una ventana.

El turno de Thom

1. Lo bueno y lo malo de Tece

En cuanto Jenni tomó la decisión de recuperarse, tuvo que afrontar el hecho de que iba a echar de menos algunos rasgos de Tece. Lo cierto es que no podía deshacerse solo de lo malo. Tenía que «renunciar» a lo bueno para «deshacerse» de lo malo. Tece la hacía sentirse especial y la reconfortaba. Jenni debía avanzar en su recuperación sin saber si alguna vez volvería a sentirse así. Era una pérdida real y debía llorarla.

Piensa en las partes buenas y malas de tu trastorno de la conducta alimentaria. Divide un folio por la mitad. En un lado, escribe todas las características buenas de Tece con las que quieres quedarte, las que sabes que echarás de menos cuando empieces tu recuperación. Tu trastorno de la conducta alimentaria quizá te ofrezca un alivio momentáneo en situaciones estresantes. A lo mejor te ayuda a sentir que tienes el control.

En el otro lado, anota los rasgos de Tece de los que te alegrará deshacerte. Piensa en todo lo que tu trastorno de la conducta alimentaria te ha arrebatado, incluido lo que te ha impedido tener. Por ejemplo, ¿te ha impedido mantener relaciones serias? ¿Te ha frenado a la hora de luchar por tus sueños? Es una lista muy importante, a veces llamada «lista de pérdidas». Sé concreta y minuciosa.

Debes estar dispuesta a consultar estas listas a medida que tu conciencia aumente, y en especial cuando tu capacidad de enfrentarte a tu trastorno de la conducta alimentaria mejore.

2. Desobedecer a tu trastorno de la conducta alimentaria

Cuando hayas aprendido a separarte de tu trastorno distinguiendo tus pensamientos, sentimientos y creencias de los suyos, tienes que plantarte. Ha llegado la hora de escuchar lo que tu trastorno te ordena, ¡y negarte!

Vamos a practicar.

* Escribe algunos consejos, recomendaciones u órdenes que tu trastorno de la conducta alimentaria te ha dado en los dos últimos días.

* Escribe un par de buenos ejemplos de cómo has reaccionado a lo que tu trastorno te ha ido diciendo que hagas (reacciones mentales, verbales y emocionales, así como acciones).

* Escribe una afirmación categórica característica de tu trastorno y, a continuación, anota una tuya más categórica aún, ¡negándote a obedecer! No hace falta que te la creas o la sientas: solo estás practicando.

3. Un experimento de miedo

Ya estás muy familiarizada con lo que Tece te ordena hacer a lo largo del día. Al igual que Jenni, es posible que oigas otras voces a diario, como la de doña Perfecta o la de algún otro crítico interno experto. Por supuesto, nada de eso es una novedad para ti.

Lo creas o no, ha llegado el momento de sumar otra voz a la lista. Muy a menudo, esa nueva voz es más difícil de combatir e incluso más dolorosa que la de Tece o los otros mensajes de tu cabeza. Supone un desafío porque no estás acostumbrada. Lo que no conocemos puede parecernos bastante peligroso. La nueva voz que estás a punto de sumar a la lista es compasiva, amable, solidaria. Antes de seguir leyendo, anota cuál ha sido tu primera reacción a la idea de una voz así. No es raro sentir resistencia, miedo e incluso enfado ante la idea de que te trates con compasión.

Durante la próxima semana, prueba lo siguiente: una vez al día, escríbete cinco afirmaciones compasivas. Por ejemplo, reconócete el mérito de algo que hayas conseguido o aprendido hoy, o tu buena intención y esfuerzo sincero si no sale bien. En cualquier caso, exprésalo de manera positiva y alentadora. Un día que te sientas especialmente intrépida, prueba a escribirte algo cariñoso. Durante un día de su recuperación, Jenni se escribió las siguientes afirmaciones compasivas:

1. Jenni, hoy me he sentido muy orgullosa de ti cuando has sido sincera al decirle a tu amigo que no querías ir al concierto.
2. Hoy has sido muy valiente cuando has expresado tu enfado en terapia de grupo.

3. Hoy te has cuidado. Aunque Tece te estaba gritando al oído, has tenido fuerzas para no abandonar tu recuperación.

4. Admiro que, con el montón de trabajo que has tenido hoy, hayas sacado tiempo para comer sin prisas con un amigo.

5. Jenni, hoy has ayudado mucho a Darcy. ¡Enhorabuena!

Puedes repetir afirmaciones de un día al siguiente (por ejemplo, respeto que hagas este ejercicio a diario), pero intenta encontrar algo nuevo cada día. Y no te preocupes por si piensas las cosas amables y compasivas que te dices. De momento, escríbelas. Tómatelo como un experimento.

Aquí van un par de ideas: 1) Plantéate escribir los ejercicios de este y otros capítulos como una nota en el móvil. El ejercicio «Tarjeta de emergencias», en «El turno de Thom» de la quinta parte (página 200), también funcionaría como nota. Plantéatelo como si llevases la recuperación en el bolsillo, siempre contigo, vayas donde vayas. 2) El ejercicio 1 puede realizarse en línea utilizando sitios web como <https://proco-list.com>. De hecho, en internet puedes sopesar los pros y contras de Tece basándote en factores como las emociones y la racionalidad. Como Tece es tan irracional, detesta este sistema, y a menudo sale perdiendo.

7

CRÉETELO

Lo más importante

La vida sin Tece es fabulosa. Ya no me paso el día obsesionada con la comida y con mi cuerpo. Ahora puedo centrarme en lo que me importa de verdad. La recuperación auténtica y definitiva de un trastorno de la conducta alimentaria consiste en ser realmente independiente. Sigue avanzando y encontrarás esa libertad. Esta séptima parte del libro trata del tema más importante.

No soy perfecta

Todas las mañanas me despierto muy contenta por estar viva. Me alegra ser libre y no estar dominada por Tece. Estoy encantada de no tener que seguir metiéndome en una cajita de cristal a diario y sonreír mientras el aire se agota. Soy muy feliz, pero no perfecta. Tece aún se deja ver de vez en cuando. La diferencia entre ahora y hace años es que, cuando ahora se presenta, no le cedo mi poder.

Aún me dice de vez en cuando: «Los vaqueros te van más anchos. Piensa en lo bien te sentirías si adelgazaras y te quedaran aún más bajos en la cintura. —A continuación, añade, servicial—: Puedo ayudarte a conseguirlo». Escucho lo que tiene que decirme. Luego le digo «No», y sigo con lo que estoy haciendo. Y como no soy perfecta, a veces vacilo antes de negarme.

Aún no estoy libre de Tece. Pero ya no es un parásito de mi carne que me chupa la energía y la pasión. Solo es el tipo que, cuando le da por ahí, suelta comentarios previsibles que no tienen nada que ver con la persona que soy. No tienen nada que ver con Jenni.

Me gusta tomarme la aparición de Tece en mi vida como una prueba del sistema estadounidense para avisar de una emergencia por televisión. Me refiero al pitido fuerte y continuo que se oye de vez en cuando en mitad de la programación. Es molesto, pero sé que será corto. Y lo más importante, no es una emergencia real, solo un recordatorio de lo que hay que hacer en caso de que se dé.

¿Qué me motivaba a seguir?

Cuando estaba hecha un ovillo junto al váter, ¿qué me impulsaba a levantarme del suelo? ¿Qué me sacaba de la cama cuando me sentía como si me hubiera pasado un camión por encima? ¿Qué subía las persianas y dejaba entrar el sol en mi lúgubre piso? ¿Qué me motivaba a seguir? Los breves momentos de libertad de mi trastorno de la conducta alimentaria me animaban a seguir avanzando en mi recuperación. Aquellos destellos de cómo podía ser mi vida sin Tece eran como piedras preciosas para mí. Me aferraba a ellos y los empleaba como combustible cuando me entraban ganas de rendirme.

¿A qué momentos de libertad me refiero? Quedar para comer con un amigo y pasarlo bien, fantasear durante cinco minutos sin pensar en comida o en el peso, probar una trufa por primera vez en una chocolatería y no sentirme culpable, pasar por delante de una hamburguesería a las dos de la madrugada (no digo más), tener energía para hacer una abdominal, llegar a una nota aguda en una canción, fijarme en los colores de las bonitas flores del jardín de mi vecino, mirarme en el espejo y gustarme lo que veo.

Hasta pasar por el pasillo de los congelados del supermercado sin sentirme como un témpano de hielo es un momento memorable. Cuando Tece y yo íbamos cogidos de la mano, el mundo estaba siempre helado, física y emocionalmente.

Escribía en mi diario sobre lo bien que me sentía cuando no vivía controlada por él. Cuando tenía ganas de rendirme, leía esas páginas y me daba cuenta de que la vida a la que aspiraba era una posibilidad real. Pensaba en esas experiencias y las utilizaba como incentivo para seguir adelante. Incluso un minuto de libertad era prueba de que iba avanzando. Al principio, esos momentos estaban muy espaciados. Hoy están conectados; son mi vida.

No

Tras un largo día de trabajo, lo único que quería era relajarme sola en casa escribiendo. Nada más sentarme en el sofá y coger el bolígrafo, sonó el teléfono.

—¿Sí? —dije al descolgar.

—Hola, Jenni. Soy Danny. Esta noche hay una fiesta genial. Arréglate y te recojo en media hora.

Lo último que quería hacer era salir de fiesta, así que, por supuesto, respondí:

—Estupendo. Te espero.

Fui incapaz de negarme. No quería herir los sentimientos de Danny. Si le hubiera dicho que no, quizá me hubiese odiado para siempre. Y doña Perfecta trabaja de manera diligente para asegurarse de que nadie me odiase nunca. Así que dejé el bolígrafo y me arreglé para una fiesta a la que no me apetecía ir.

Esta escena sucedió hace años en mi fase pre-no, la larga etapa de mi vida en la que no sabía negarme a nada. Decir que no significaba sentirme culpable, así que siempre decía que sí.

Una de las cosas más fantásticas que he aprendido durante mi proceso de recuperación es a decir algo tan sencillo como «no». Estar en recuperación me dio seguridad para utilizar este corto pero poderoso término. Aprendí que era poco probable que decir a alguien que no afectara negativamente a mi relación con él. Y si eso pasaba, es que la relación ya no iba bien. Hoy, decir que no es una herramienta importante en mi vida. Cuando la utilizo, sé que estoy cuidándome.

De forma paradójica, si quieres añadir «no» a tu vocabulario, antes debes decir «sí». Tienes que decidir recuperarte. Di «sí» y, antes de que te des cuenta, estarás diciendo «no».

Mirar la nevera dos veces

¿Papel o plástico? Esa solía ser la decisión más importante que tenía que tomar en el supermercado. No necesitaba decidir qué compraba porque Tece ya lo había pensado por mí. Mi lista de la compra era siempre la misma: manzanas, bagels y refrescos bajos en calorías. Hoy el supermercado es otra historia. Nada de hacer cola en la caja rápida con mis tres cositas. Ya no. Ahora, con frecuencia tengo que mirar la nevera dos veces. Me sorprendo tanto cuando la abro y veo huevos, leche, fiambre y queso que a menudo necesito echarle otro vistazo para asegurarme. A veces, hasta miro a mi alrededor para comprobar que estoy en la casa correcta, en la nevera adecuada. En otra época, no me habrían hecho falta productos «superfluos» como la leche o el queso. No lo necesitaba para sobrevivir y era lo único en lo que estaba interesada: no morir. El sabor me daba igual. La nutrición también. Nada importaba. Al despertar no me preguntaba: «¿Qué me apetece desayunar?». No importaba qué me apeteciera. No tenía opciones. Si ese día comía algo, sería un bagel. Fin de la discusión. Sin peros.

Hoy sí las tengo. A veces, aún puedo comerme un bagel como parte de mi desayuno, pero no por obligación, sino porque me apetece. De hecho, me gusta probar cosas nuevas, como varios tipos de cereales, yogures de sabores que no conozco, frutas distintas e incluso tortitas. Y me siento más sana al proporcionar a mi organismo una gran variedad de nutrientes. Tengo más energía, me noto la mente cien veces más despejada y soy mucho más feliz.

Y mientras tanto, ¿dónde está Tece? A veces, aún me acompaña al supermercado. Me mira con incredulidad cuando, por ejemplo, cojo mantequilla o una barra de pan. Por supuesto, me dice lo gorda que me voy a poner si me las como. «Mantequilla —dice—. ¿Para qué diablos la necesitas?». No tiene ni idea de que algunos alimentos, con mantequilla, potencian su sabor.

Al final, Tece siempre dice: «Bueno, si vas a comprar ese montón de comida, también podrías ir a por todas y darte un buen atracón». Se emociona e intenta meter otros productos en el carro. Hoy tengo la fuerza para no hacerle caso.

También soy capaz de ignorarlo cuando intenta que me líe con las distintas etiquetas de los alimentos: libre de grasa, 99 por ciento libre de grasa, 98 por ciento libre de grasa, 98,5 por ciento libre de grasa, grasa reducida, bajo en grasa, calorías reducidas, bajo en calorías, sin calorías, 0 calorías. Hará lo posible para ponerme de los nervios por la diferencia entre «sin calorías» y «0 calorías» o «libre de grasa» y «sin grasa», pero ya no me obsesiono con esas palabras. Le dejo la preocupación a Tece. Puede quedarse parado en un mismo sitio un rato sorprendentemente largo, mirando todas las etiquetas e intentando encontrarles la lógica. Mientras él se ocupa de inspeccionarlas, a menudo puedo terminar de comprar sin sus críticas constantes.

A toda velocidad, decido si papel o plástico y lo dejo contando calorías.

Repartirse los bienes conyugales

Cuando llegó la hora de repartirnos los bienes conyugales, decidí tomar el mando. Devolví a Tece todos los regalos que me había hecho. Por ejemplo, no me costó separarme del libro titulado *101 maneras de tratarte peor que tu peor enemigo* que me regaló cuando cumplí los dieciocho. También le dejé quedarse con el audiolibro que a él le pareció un regalo estupendo una Navidad: *Si antes no te sentías culpable, ahora sí*. Ninguno de los dos se quedó con ese artilugio metálico, el instrumento de tortura preferido de Tece, la báscula, porque la hice pedazos con mi fiel martillo y la saqué a la calle una mañana temprano para que el camión de la basura se la llevara.

Por lo que a mí respecta, Tece no se lleva nada de nuestro matrimonio que yo necesite. Le he dejado todo el autodesprecio. Puede quedarse con su querida vergüenza. Y, desde luego, con su «sistema de apoyo» de codependientes extremos, exnovios manipuladores y adictos que no quieren recuperarse. Después de todo, eran las personas a las que Tece me animaba a llamar cuando necesitaba apoyo . Siempre quería que buscara aprobación donde tenía menos probabilidades de obtenerla. Puede quedárselas; no las necesito. Nunca lo he hecho.

Entonces ¿qué me llevo de nuestro matrimonio? Me quedo con toda la autocompasión. Guardo la honestidad y la integridad (ya no tengo que mentir para encubrir a Tece). Conservo el sistema de apoyo de amigas que están recuperándose y de profesionales de la salud. Tengo la voluntad y la energía para tratarme bien. Me llevo la felicidad, el amor y la libertad. Por encima de todo, me voy con mi vida y mi futuro.

Tece y yo aún no hemos decidido quién se quedará con el abridor. Lo necesito para abrir latas de atún y verduras, pero Tece dice que no sobreviviría sin destapar su objeto favorito: la caja de los truenos.

La elegida

¿Alguna vez te has sentido como si fueras la única persona del mundo que no puede recuperarse de su trastorno de la conducta alimentaria? Solía pensar que todos podían mejorar, pero yo no. Creía que era un caso especial: la única persona incapaz de dejar a Tece. Llevábamos juntos mucho tiempo. Él siempre había controlado mis pensamientos y acciones. Pensaba que nunca cambiaría.

—No creo que pueda dejar a Tece. Creo que soy la única que no conseguirá recuperarse —dije una noche a mis compañeras de terapia de grupo.

—Sé a qué te refieres —respondió Melissa—. Tengo la sensación de que todas vosotras os desharéis de Tece y seguiréis adelante y yo seguiré en esta sala, sola.

—No creo —intervino Mary—. Seré yo la que se quede aquí sola.

Todas mis compañeras empezaron a decir lo mismo. Cada una pensaba que sería la única que no podría recuperarse. Es curioso. Todas nos sentimos especiales en ese sentido negativo de no poder recuperarnos. Pero no nos sentíamos igual de especiales en un aspecto positivo. Por ejemplo, no presumo de ser la mejor cantante del mundo. No soy la persona más inteligente del planeta. Pero cuando se trata de mi trastorno de la conducta alimentaria, soy la mejor. Mi Tece es el más fuerte. Soy la única que no conseguirá recuperarse. Sin embargo, tras años de lucha, me he divorciado de Tece. También Melissa, Mary y muchas compañeras del grupo de terapia. Y otras no tardarán. No eres distinta de mí ni de nadie. No me malinterpretes. Eres especial. Tienes una personalidad y un espíritu únicos y no hay nadie como tú. Pero, en tu trastorno de la conducta alimentaria, eres como el resto. No eres la elegida destinada a vivir con Tece para siempre. Después de todo, yo fui esa persona. También Melissa, Mary y millones más. Y mira dónde estamos. Ven con nosotras.

No te rindas

Estoy sola en casa, acurrucada en el sofá con una manta. Reina el silencio. La luz de tres lámparas me basta para escribir, y hay un velón con cuatro mechas en la mesa, delante de mí. Es la noche de Acción de Gracias. Hay sobras en la nevera pero no tengo miedo. Estoy tranquila. En paz. Ni siquiera me tienta la tarta de queso con chocolate blanco y frambuesas. A diferencia de otras épocas, no he empapado la comida con agua y la he tirado a la basura para evitar un atracón. De hecho, no pensaba en ella hasta que gratamente me he dado cuenta de que no lo estaba haciendo. Por eso merece la pena no darse por vencida: ahora puedo disfrutar del silencio y no me atormenta lo que he comido hoy ni lo que queda en la nevera.

Hace años, Acción de Gracias era otra historia. Me sentía orgullosísima de no haber probado bocado en todo el día. Por supuesto, nadie lo sabía salvo yo. No tenía sobras en la nevera porque me aterraba guardar nada que no fueran refrescos bajos en calorías. Si estaba sola en casa, tenía tanta hambre que carecía de la energía mental necesaria para estarme quieta y concentrarme. Si no tenía hambre, era porque acababa de darme un atracón con algo que había comprado en el supermercado o en un establecimiento de comida rápida. Hace años, creía que lo que estoy haciendo ahora era imposible. Quería rendirme. No tenía remedio. Pero no me di por vencida. A veces, todo empeora antes de mejorar. Y una vez que mejora, vuelve a empeorar. Por fin, cada nuevo día empezó a ser mejor que el anterior. Seguí poniendo un pie delante del otro. Algunos pasos los di pataleando y chillando. Pero el dolor mereció la pena. Me ha traído hasta donde estoy: relajándome y tomándome tiempo para escribir esta noche de Acción de Gracias. Si no te rindes hallarás la paz. Siempre que estés a punto de tirar la toalla, en vez de eso, tírale algo a Tece. Es un blanco excelente.

Para motivarte a seguir adelante, suscríbete a canales de plataformas en línea con contenidos positivos o a boletines electrónicos que apoyen la recuperación. Consulta el apartado «Recursos», al final del libro, para conocer los enlaces de mis redes sociales y suscríbete a mi boletín en <JenniSchaefer.com>.

Serenidad

En nuestra sala de terapia de grupo, solía oírse la palabra «serenidad». Siempre me preguntaba: «¿Existe la serenidad?». Como durante las sesiones Tece estaba sentado en mi regazo, enseguida respondía a mi pregunta: «Claro. La sientes continuamente. ¿Recuerdas tu atracón de anoche? Piensa en lo embotada que te sentías. Nada te preocupaba. Y hoy, en cuanto te dé el subidón del ayuno, estarás en el cielo».

Tras años en recuperación, por fin hallé la verdadera serenidad en la Tierra (no en las nubes, con Tece). Es maravillosa y doy gracias a Dios por ella a diario. ¿Qué es la serenidad? Empezaré describiendo lo que no es.

No es obsesionarme con la cena antes de desayunar. No es atiborrarme de comida para saciar un hambre sin fin. No es estar sentada en el suelo de la cocina sintiéndome culpable y deprimida después lo que acabo de hacer. No es mirar el interior de un váter con lágrimas rodando por las mejillas. No es dar toda mi comida a un amigo y prometerme que nunca volveré a comer . No es sentirme culpable por cuidarme. No es agradar a los demás. No es doña Perfecta. No es Tece.

Entonces ¿qué es la serenidad? Es comer el día de Acción de Gracias. Es pasármelo bien en una barbacoa. Es estar sola en casa sin miedo. Es tener la energía para dar la vuelta a la manzana andando. Es dejarme ir. Es permitir que las personas se acerquen a mí y a mis límites. Es honestidad. Es ser capaz de decir que no. Es concentrarme. Es la pasión para perseguir mis sueños. Es tener más tiempo para vivir. Es yo. Y también puede ser tú.

Sueños

«¡Lo he conseguido! He hecho mi primer vuelo en solitario», dijo una noche Lajuana en terapia de grupo. Siempre ha querido ser piloto, pero, durante treinta años, Tece se lo ha impedido. Gracias a la recuperación, Lajuana tenía alas para volar.

Esa noche, Beth estaba sentada en un rincón de la sala con su primera hija en el regazo.

«Nunca creí que pudiera tener hijos —dijo—, pero ahora puedo cuidar muy bien de ella y de mí».

Más tarde, Nikki nos anunció que había tomado la decisión de dejar el negocio familiar en el que llevaba trabajando toda la vida.

Explicó: «Voy a volver a estudiar, como siempre he querido».

Recuperarte no solo es comprometerte a pelear con Tece; es también tomar la decisión de hacer caso a tu corazón y perseguir tus sueños. Mientras Tece fue el centro de mi mundo, perdí de vista lo que quería hacer en la vida. La comida y el peso parecían lo único importante. Estaba tan perdida que casi seguí un camino opuesto. Tece gritaba tan fuerte en mi mente que no podía oír la parte de mí que quería cantar y escribir.

No dejes que nadie te diga que los sueños no se hacen realidad. Sobre todo, no permitas que Tece te diga que lo que quieres hacer en la vida es imposible. Podría serlo si Tece lleva las riendas, pero, en cuanto lo tires del caballo, verás que todo es posible. Lo veo todas las semanas cuando observo las caras de las mujeres que se sientan conmigo en terapia de grupo. Y todos los días cuando me miro en el espejo.

La vida sin Tece

Recuerdo el momento en que me enteré de que el zumo de naranja tiene calorías. Era una niña. Me encantaba beberme un vaso cada noche. En esa época, no sabía que los líquidos tenían calorías, así que pensaba que podía beber tanto como quisiera sin engordar. Cuando alguien me dijo que tenía calorías, de inmediato puse fin a mi ritual de tomar zumo de naranja por la noche. Así era la vida con Tece.

Recuerdo cuando fui a comprar el vestido para el baile de graduación del instituto. Lo que más me importaba no eran el color, el largo ni el escote. El elemento más importante era el número que ponía en la etiqueta interior. Quería caber en la talla más pequeña del perchero. Lo único que me importaba era qué talla tenía y lo delgada que me hacía el vestido. Así era la vida con Tece.

Recuerdo cuando me quedaba dormida en el suelo de la cocina después de haber comido tanto que me dolía ponerme de pie. Cuando me despertaba al día siguiente, todo estaba hecho un desastre. Había comida por todas partes. Siempre lo limpiaba todo como si nada hubiera ocurrido y juraba no volver a comer nunca más. Así era la vida con Tece.

¿Y cómo es sin él? Es despertarme por la mañana y beberme un buen vaso de zumo de naranja sin sentirme culpable. Es comprarme ropa que me gusta y que me hace sentir bien. Es no obsesionarme con la talla. Y es cocinar en la cocina, no dormir en ella.

No obstante, todo esto no son más que detalles de lo que es la vida sin Tece. Es más que zumo de naranja y ropa. La vida sin Tece es ser fiel a ti misma. Respetar tu mente, cuerpo y espíritu. Es fijarte metas y perseguir tus sueños. Despertarte cada mañana y alegrarte de estar viva.

La vida sin Tece compensa. Compensa todo el dolor que has pasado durante el proceso de recuperación. Que a veces hayas tenido que sentirte gorda. Las constantes visitas a terapia, al dietista y al médico. Hace que valga la pena el esfuerzo, las recaídas y el desánimo.

La vida sin Tece es, sin duda, el camino más duro. Para ti sería fácil cerrar este libro y seguir con todas las conductas que marcan tu trastorno de la conducta alimentaria. Sería sencillo dejar que Tece te controlase durante lo que te queda de vida. No te costaría dejarle tomar tus decisiones y utilizarlo para tapar lo que sientes. Lo difícil es elegir el camino de la recuperación y comprometerte a no abandonarlo, no importa a lo que puedas enfrentarte. El verdadero reto es permitir que otras personas te apoyen en el viaje. Y yo te desafío a divertirte por el camino. Conócete mejor, prueba cosas nuevas y deja que los demás estrechen lazos contigo.

Antes he dicho que no permitirme beber zumo de naranja de pequeña era la vida con Tece. Pero si lo pienso, lo cierto es que a eso no se le puede llamar vida. Estar liada con él y pensar siempre en la comida y en el peso no es vivir. Hacer daño a tu cuerpo una vez tras otra sin pensar en las consecuencias no es vivir. Es justo lo contrario. Es morir.

Yo decidí que quería vivir. Y si has abierto este libro es porque algo dentro de ti también quiere hacerlo. En tu interior, sabes que quieres experimentar las vastas posibilidades que te ofrece este mundo. Si te divorcias de Tece, podrás hacerlo todo. Podrás cumplir tu sueño más atrevido. Serás capaz de cambiar de profesión, volver a estudiar o embalar todas tus cosas y mudarte. Podrás aprender un idioma extranjero, hacer nuevos amigos o conocer mejor a los que ya tienes. Te deseo una vida sin Tece. Espero que experimentes el maravilloso mundo en el que vivo ahora. Deseo que tu vida vuelva a llenarse de color, que los pájaros canten y que el viento te alborote el pelo. Y espero que la sientas. Ojalá notes la libertad que te aguarda. Cree en ti y la hallarás. Encontrarás una vida sin Tece.

EPÍLOGO

Diez años después

Gracias a mi recuperación, el trastorno de la conducta alimentaria ha sido uno de los mejores regalos de mi vida, aunque me llegó en el envoltorio más feo imaginable. No hay palabras que puedan describir el dolor y la frustración que acompañan a un trastorno de este tipo y, de igual manera, nada puede describir el milagro que es recuperarse. No abandones antes de que te ocurra. Este epílogo trata precisamente de eso: de no darte por vencida y seguir avanzando todo el camino, hasta que te recuperes. También encontrarás apartados para los hombres, los seres queridos y los profesionales de la salud, así como una auténtica sentencia de divorcio para que la firmes. Si aún no lo has hecho, plantéate firmarla con tu nombre. Una recuperación total requiere un compromiso absoluto. Tú puedes.

La vida después de Tece

A Tece no le hizo mucha gracia que escribiera este libro en el que expongo la verdad sobre sus mentiras y tácticas manipuladoras. De hecho, mi ex estaba tan enfadado que, en cuanto le entregué el manuscrito a mi editor, volvió para vengarse. Aunque esa última aventura con Tece duró poco, también fue una de las más importantes, porque me catapultó a una nueva libertad que jamás creí posible. En ese momento no era consciente de que estaba produciéndose esa transformación en mí, solo me sentía muy frustrada.

Decir que me creía la mayor inútil del mundo es quedarme muy corta. Durante los meses en que mi editor se dedicó a convertir mi manuscrito sobre cómo recuperarse de un trastorno de la conducta alimentaria en un libro de verdad, que se vendería en las tiendas, yo estuve bailando con Tece. Me resultaba deprimente y bastante molesto que mis amigos y familiares, que habían leído el primer borrador, me aconsejaran que releyera mi propio libro. Decían: «Jenni, en *En paz con la comida* has escrito mucho sobre recaer. Sabes lo que hay que hacer».

Sabía lo que había que hacer, pero no lo hacía. Tenía razones de todo tipo: «Es difícil», «Es doloroso», «Estoy asustada y cansada (no, agotada)». Y no olvidemos una de las más poderosas:

«A lo mejor encuentro la manera de quedarme con una parte chiquitita de Tece y seguir siendo feliz». Falso. Pensar así hacía que me expusiera a que mi recuperación fuera solo a medias. Y el gran problema de eso es que no dura y que el trastorno de la conducta alimentaria acaba volviendo. Además, ¿quién quiere conformarse con una recuperación a medias cuando es posible curarse del todo? ¡Sí, lo es! No lo sabía cuando escribí este libro, pero ahora lo vivo.

Para que mi independencia de mi trastorno de la conducta alimentaria fuera definitiva, Tece ya no podía ser una opción para la manera de enfrentarme a la vida. Por supuesto, durante los primeros años de mi recuperación, Tece lo era, y de las grandes. Imagina la carta de un restaurante que, en vez de comida, enumera formas de afrontar la vida. Los platos «Especial de compasión», «Surtido de meditación» y «Apoyo de la casa» son deliciosas opciones para reconfortarte, pero el «Doble de Tece» —uno de esos platos que nunca te sirven tal como lo has pedido— también está en la carta. Para recuperarme del todo, decidí que Tece es un plato prohibido para mí. «Podría pedirlo», pero «no quiero». Tuve que ser muy estricta con esto. Empecé a poner el mismo empeño en recuperarme del que antes usaba para limitar mi ingesta, intentar no subir de talla y otras conductas propias de mi trastorno. Es increíble lo que puede ocurrir cuando diriges tu perseverancia e inteligencia hacia metas positivas. (Ahora Tece podría haber dicho: «Bueno, no eres inteligente», pero algunas investigaciones parecen indicar que las personas con trastornos de la conducta alimentaria son más inteligentes que la media). En vez de limitar lo que comes, puedes aprender a emplear sabiamente tus talentos para restringir tu trastorno de la conducta alimentaria hasta que deje de existir.

Comprométete a darlo todo en tu recuperación. Es lo que tuve que hacer yo sin vacilar. Basándote en lo que has leído hasta ahora, quizá pienses que ya lo había dado todo en la mía. En ese momento de mi vida, era cierto. Pero con los años fui haciéndome más fuerte y también lo hizo mi capacidad para avanzar en mi recuperación. Puedes verlo de esta manera: al final de la etapa de infantil, quizá no estabas lista para empezar segundo de primaria. Pero cuando acabaste primero es probable que estuvieras más que preparada. Cuando terminé de escribir *En paz con la comida*, básicamente había aprobado primero. Era hora de pasar a segundo. Estaba preparada entonces, pero no antes.

Aun así, debo reconocer que cuando releí mi manuscrito hace todos esos años (sí, seguí el consejo de mis amigos y familiares), no pude evitar sentir que de algún modo había retrocedido. La última parte de este libro habla de lo maravillosa que es la vida sin Tece y ahí estaba yo, con Tece. ¿Cómo podría no haber perdido terreno? Me esforcé por cambiar de perspectiva y plantearme otra pregunta: ¿cómo estoy creciendo? Recaer no significa regresar al punto de partida. Si conoces el yoga, sabes que a veces te caes cuando pruebas una postura nueva, lo que indica que estás creciendo y asumiendo un desafío. Acababa de escribir un libro sobre mi recuperación, lo que sin duda era un gran reto. Estaba a punto de compartir mi historia con el mundo, el mayor compromiso con mi recuperación que había contraído nunca. Escribir un libro es dar un gran paso para responsabilizarse del propio proceso, lo que es signo de fortaleza, no de debilidad. Caerse a menudo ayuda a desarrollar la conciencia, y levantarse enseguida puede convertirla en impulso.

En la vida se dan toda clase de situaciones donde las cosas parecen empeorar antes de empezar a ir mejor. Hace poco contraje un virus en un avión que iba lleno y la fiebre se me disparó.

Me encontraba fatal, pero mi médico parecía bastante entusiasmado con mi fiebre alta. «Tu cuerpo está haciendo justo lo que tiene que hacer. Estás mejorando, y muy deprisa», me explicó. Su alegría por mi fiebre no me ayudó a encontrarme mejor, pero sí a saber que estaba en el camino de la salud. De manera similar, piensa en cómo se descompone el tejido muscular, lo que puede ser bastante doloroso, a medida que aumenta de tamaño y se fortalece. Los incendios forestales son necesarios para que un bosque crezca bien. Así es la naturaleza de la vida. La próxima vez que te parezca que estás empeorando, recuerda que es posible que estés adquiriendo la información que necesitas para pasar al siguiente nivel en tu recuperación. ¡A lo mejor estás a punto de pasar a segundo! (Si te ayuda a sentirte más identificada, imagina el paso de secundaria a la universidad o elige otra analogía).

No me malinterpretes: que hable de resbalones no significa que sean una excusa para recaer. Durante la recuperación, debemos hacer todo lo posible para tomar decisiones que favorezcan nuestra salud. Cuando me tropezaba con un obstáculo, no podía limitarme a decir: «Es que Tece me ha empujado», mientras me estampaba de bruces contra el suelo. Cuando nos separamos de Tece, las decisiones sobre nuestra recuperación recaen sobre nuestros hombros. Tece no está al mando, de manera que no podemos echarle la culpa. Por supuesto, puede hacernos propuestas de toda clase (durante un tiempo, quizá no se calle ni debajo del agua), pero tenemos la fuerza para decir que no y, en cambio, elegir la vida. De hecho, responsabilizarme de mi recuperación fue una de las principales razones de que empleara la metáfora de Tece. Por cierto, solo es una metáfora. Durante todos estos años, la gente me preguntaba: «¿De verdad oyes voces?». No, pero te diré que la imagen de Tece gritándome en la cabeza tenía más fuerza que ninguna voz que hubiera podido escuchar. Tanto si te identificas con la idea de Tece como si no, probablemente sepas a qué me refiero con esa voz negativa. Algunas personas que han leído este libro han decidido referirse a su trastorno como «trastorno de la conducta alimentaria» sin más y eso, por supuesto, tiene sentido. Haz lo que mejor funcione contigo. Al margen de cómo llames a tu trastorno y de las conductas que lleve asociadas en tu caso, puedes mejorar, sin duda. Intenta no utilizar el diagnóstico de un determinado trastorno de la conducta alimentaria (o su ausencia) como una razón para seguir con Tece (una de sus frases preferidas es «No estás tan enferma como para merecer ayuda»). Tanto hombres como mujeres batallan con trastornos de la conducta alimentaria que van de la anorexia nerviosa y la bulimia nerviosa al trastorno por atracón, los TCANE (Trastornos de la Conducta Alimentaria No Especificados) y otros. No te quepa la menor duda: los trastornos de la conducta alimentaria —incluso los que se nombran con un acrónimo complicado— son enfermedades graves, en potencia mortales, que merecen ayuda. Este tema se trata en profundidad en mi último libro, *Almost Anorexic: Is My (or My Loved One's) Relationship with Food a Problem?* [Casi anoréxica: ¿mi relación (o la de mi ser querido) con la comida es un problema?] (<JenniSchaefer.com/books/almost-anorexic>), que coescribí con Jennifer J. Thomas, psicóloga clínica en la facultad de Medicina de Harvard. En *En paz con la comida* no mencioné los diversos trastornos de la conducta alimentaria por su nombre porque no sabía tanto como ahora. Como dice Maya Angelou: «Cuando sabes más, lo haces mejor».

A lo largo de mi viaje, parte de «hacerlo mejor» ha significado escoger siempre la recuperación y estar dispuesta a responsabilizarme más de esa elección. Como he explicado, escribir este libro fue un gran paso para hacerme responsable de mi recuperación. Pero hay muchas maneras de asumir esa responsabilidad sin escribir un libro, lo que seguramente no será lo más adecuado para todo el mundo. Te animo a arriesgarte a contraer más compromisos relacionados con tu recuperación y con la vida. Cada mañana, envía tu plan de alimentación a una persona de tu confianza, como se describe en la segunda parte. O promete a un amigo que harás algo divertido cada día y envíale un mensaje para confirmar que has cumplido tu palabra. Comprométete a llevar un diario y habla con alguien de tus planes. Si no te gusta escribir, graba tus pensamientos en notas de voz. Plantéate la posibilidad de buscar apoyo en línea; regístrate en <mentorconnec ted.org> para tener un mentor gratuito (en inglés) y participa en conversaciones positivas en mi página de Facebook: <Facebook. com/LifeWithoutEd>.* Si empiezas a perder la confianza, yo u otra persona podemos ayudarte para que la recuperes. Hay mucha esperanza que repartir, y la necesitarás para seguir responsabilizándote de tu recuperación.

Si tu experiencia se parece en algo a la mía, deberás tomar la decisión de seguir mejorando, algunos días hasta varias veces en un minuto. Lo que puedo decirte (y espero que sea un alivio) es que al final, como ocurre al aprender a ir en bicicleta, podrás quitarle los ruedines y montar con facilidad, sin pensarlo. La recuperación se convertirá en una parte natural e integral de tu vida. Por ejemplo, yo acabé dejando de utilizar la metáfora de Tece. Solo era una herramienta —mis ruedines— que me daba fuerza y seguridad, sobre todo al principio de mi recuperación, cuando separarme de mi trastorno de la conducta alimen-

---

* Para los recursos de España y Latinoamérica, véase el «Apéndice» al final del libro. *(N. de la T.)*

taria era clave. En ese momento, luchar contra Tece me permitía sentirme separada de él y más segura. Con el tiempo, fue importante para mí dejar de enfrentarme tanto a él. A veces, incluso le hablaba respetando todo lo que había hecho por mí, por ejemplo: «Tece, soy consciente de que has intentado ayudarme a organizar mi vida durante años. Gracias, pero ya no te necesito». Al final empecé a luchar por mí. Necesitaba practicar la compasión con mi niña, la niña invisible que llevaba dentro y, a la larga, conmigo como adulta. Varias herramientas se volvieron imprescindibles para conseguirlo.

La espiritualidad es una de ellas. De forma paradójica, mi firme compromiso con recuperarme también significó dejarme ir por completo. Es imposible controlar tu peso y todo lo demás mientras estás centrada en recuperarte del todo. Hazme caso. Lo intenté. Dejarme ir —lo que parece tan fácil sobre el papel— fue una tarea descomunal. Significó tener más fe y confianza en las personas que intentaban ayudarme. Me exigió abrir el corazón a la espiritualidad. Para mí, espiritualidad significa, entre otras cosas, la fe y la confianza a las que acabo de aludir, así como la música, la naturaleza y la oración. En vez de escribir cartas a Tece —lo que me resultó increíblemente útil al principio—, empecé a escribírselas a Dios. Entré en contacto con mi intuición, que creo que es mi conexión con Dios. ¿Qué significa la espiritualidad para ti? Cuando escribí *En paz con la comida* no traté este tema porque no sabía lo importante que sería para mi recuperación definitiva.

Hablando de dejarse ir de una manera muy física, hace poco fui a una clase de trapecio en Austin, Texas, donde vivo ahora (sí, otra ciudad de la música). En lo alto de la escalera de cuerda, la instructora, que me tenía bien agarrada por el cinturón para que no me cayera, me dijo que me inclinara del todo hacia delante —y del todo es del todo— y me agarrara a la barra horizontal suspendida delante de mí, a mucha altura del suelo. Me dijo que me dejara ir sin pensar, lo que, por supuesto, me hizo pensar. Pero entonces recordé la idea de dejarse ir. Muchos de los conceptos que aprendas durante la recuperación te ayudarán en la vida después de Tece. Y no solo en clase de trapecio. Cuando la instructora gritó «¡Salta!», di un paso hacia lo desconocido y ella me soltó del cinturón. Eso me recordó el salto de fe que tuve que dar para aceptar del todo tanto la comida como mi cuerpo. Para mi sorpresa, al final de la clase de una hora, daba volteretas en el aire y me recogía un trapecista colgado del otro trapecio, lo que puede compararse con cómo, a medida que avanzaba en mi recuperación, comía de manera intuitiva y valoraba mi cuerpo. ¿Cómo se dieron esos hechos extraordinarios tanto en el trapecio como en mi recuperación? En cierto modo, como dijo Amelia Earhart, «La manera más efectiva de hacer algo es hacerlo». Las personas con trastornos de la conducta alimentaria somos tan inteligentes que a menudo se nos ocurren mil maneras creativas de eludir el tema. Por ejemplo, podemos pensar en infinidad de técnicas para no comer, saltarnos la terapia, justificar un atracón, etc. A veces, lo que necesitamos es dejarnos ir, no pensar tanto y dar ese paso —desde la plataforma del trapecio— hacia la libertad.

Pensar demasiado es un terreno abonado para doña Perfecta. Trabajar en esta edición del décimo aniversario del original de *En paz con la comida* ha vuelto a recordarme que lo más que puedo hacer es todo lo posible. Cuando lo hago, en vez de procurar que salga perfecto, me siento en paz. Respecto a esta edición del libro, al principio el perfeccionismo me hizo creer que tenía que incluir todas las actualizaciones y correcciones que se me ocurrieran, pero después me di cuenta de que esa es una manera infalible de destruir una obra de arte. No puedo volver atrás para cambiar mi experiencia en el momento en que escribí el manuscrito y al mismo tiempo mantener la integridad del libro.

También estuve tentada de añadir a la historia tecnología que no existía en aquella época. En el libro hablo de coger el teléfono para pedir ayuda haciendo una llamada. Bueno, hoy, cuando las personas cogen el móvil, suele ser para enviar un mensaje de texto. Me habría resultado fácil intercalar una frase aquí y allá que dijera algo parecido a «Y entonces envié un mensaje a mi amiga pidiéndole ayuda». Pero fingir que tenía un teléfono inteligente en 2002, cuando escribí el manuscrito, restaría autenticidad a la historia. No obstante, he añadido algunas notas a pie de página relacionadas con la tecnología, lo que espero que te haya sido de utilidad, pero lo cierto es que ningún libro puede seguir el ritmo de este mundo en cambio constante. Aun así, haz lo posible por utilizar la tecnología de tu tiempo (quién sabe qué se les ocurrirá en el futuro) para favorecer tu recuperación. Y asegúrate de protegerte de los peligros. Intenta no conectar con gente solo por Facebook; cultiva las relaciones en persona.

Al escribir el epílogo, también me di cuenta de que no puedo incluir todo lo que he aprendido ni lo que ha ocurrido desde que se publicó el libro. De hecho, por ese motivo tengo un blog (<JenniSchaefer.com/blog>) y he escrito otras dos obras. Y aunque algunos chistes de *En paz con la comida* no me parecen tan graciosos como hace diez años, no he tocado ni uno. Superar mi perfeccionismo fue imprescindible para decir adiós a Tece, y mi meta actual es ser perfectamente imperfecta.

«Dentro de diez años, ¿seguirá visitándome Tece?», preguntaba en la primera edición de este libro. Ahora que ya han pasado, me alegra decirte que la respuesta es no. Para llegar a este punto no tuve que cambiar a Tece, sino seguir modificando mi manera de reaccionar a él. Al final, como he descrito en la escena del supermercado de la séptima parte, empecé a ignorar su incesante cháchara y, al perder su poder, su voz se fue apagando. Tece y yo ya ni hablamos. Retomando la analogía de la carta de restaurante: con el tiempo, dejé de pedir el «Doble de Tece» (dejó de apetecerme) y el plato acabó eliminándose de la carta. Un restaurante no seguirá ofreciendo un plato que nadie pida. Dejé de tragarme las patrañas de Tece y, dicho sea de paso, también lo hicieron varias mujeres de mi antiguo grupo de terapia. Como nosotras, tú también puedes conseguirlo. Quizá la idea de recuperarte por completo te parezca poco realista, y lo entiendo. Si estás leyendo la versión electrónica del libro, haz una búsqueda rápida de «completamente recuperada» en el texto original. Nada. Para llegar donde estoy ahora —experimentando una libertad que nunca estuve muy segura de que existiera—, debí mantener una actitud abierta («a lo mejor puedo recuperarme por completo») y seguir avanzando. Espero que hagas lo mismo.

El caso es este: si quieres, siempre puedes volver con Tece. Como yo, naciste con rasgos genéticos que te hacen propensa a desarrollar un trastorno de la conducta alimentaria cuando estás en un ambiente propicio. En mi caso, ese entorno tenía mucho que ver con vivir en una cultura que ensalza el ideal de delgadez. Los rasgos pueden incluir ansiedad, compulsividad y perfeccionismo. Cuando los apliqué a perder peso, se me dio muy bien. A ti te ocurre lo mismo. Tienes las habilidades necesarias para desarrollar un trastorno de la conducta alimentaria. No las perderás. Es importante señalar que no has nacido con un trastorno de la conducta alimentaria, sino con los rasgos genéticos que te predisponen a él. Muchas personas me han dicho

EPÍLOGO 275

que solo pudieron darlo todo en su recuperación cuando supieron que podían guardarse a Tece en el bolsillo por si lo necesitaban. Puede parecer que se contradice con lo que he dicho antes sobre no quedarse ni con una pizca de Tece. Permíteme que te lo aclare: esas personas se comprometieron a soltar por completo a Tece y respaldaron su compromiso con acciones firmes encaminadas a su recuperación. Las conductas asociadas con su trastorno no eran una opción. En lo más recóndito de su mente sabían que, si querían, podían tomar la decisión de volver con Tece. De forma paradójica, actuar así fue un paso importante que les permitió sacarse del bolsillo para siempre la idea de volver con él, y al propio Tece. Solo tú sabes si la idea de «guardarte a Tece en el bolsillo» te da permiso para mejorar o, por el contrario, para seguir enferma. Te animo a reflexionar sobre esta pregunta y a comentarla con tu terapeuta. Cuando te recuperes, sospecho que ya no te apetecerá poner tus rasgos genéticos al servicio de tu trastorno de la conducta alimentaria, sino que los utilizarás para mejorar tu vida. Recuerda lo que he dicho de dirigir tus esfuerzos a restringir a Tece y no lo que comes. Eso es perfeccionismo utilizado de forma positiva.

Entre los muchos imanes de mi nevera, en uno pone: «No te rindas nunca, nunca, nunca». Debajo está la carta de una agencia literaria de la ciudad de Nueva York que rechazó *En paz con la comida*. Solo es uno de los montones de cartas de rechazo que recibí. A su manera, todas me decían que no daba la talla, pero yo sabía —como aprendí en mi recuperación— que sí. Seguí enviando cartas sobre el libro porque sabía —por mi experiencia en recuperarme de un trastorno de la conducta alimentaria— que «siete veces te caes, ocho te levantas», mi proverbio japonés preferido. Después de haber sido maltratada por Tece, puedo decir con franqueza que ser rechazada por agentes literarios y editoriales de Nueva York no fue para tanto. Recuperarse de un trastorno de la conducta alimentaria desarrolla la resiliencia. Tú eres resiliente.

¿Por qué ha acabado esa carta ocupando un lugar en la nevera junto a mi calendario y las fotos de familia preferidas? Porque me la envió mi actual agencia literaria. Aunque sus agentes rechazaron el libro, estuvieron encantados de colaborar conmigo en el segundo, *Goodbye Ed, Hello Me: Recover from Your Eating Disorder and Fall in Love with Life* [Adiós Tece, hola yo: recupérate de tu trastorno de la conducta alimentaria y enamórate de la vida}; lo encontrarás en <JenniSchaefer. com/books/goodbye-ed-hello-me>. Si no te rindes, todo es posible. Te lo aseguro.

En algún momento entre *En paz con la comida* y mi segundo libro llegué a lo que yo llamo «completamente recuperada»: un lugar de risas, relaciones, sueños, pasiones, diversión, imagen corporal positiva (en un cuerpo perfectamente imperfecto) y, por supuesto, desafíos inevitables en la vida como superar el perfeccionismo, conceptos todos ellos que trato en *Goodbye Ed, Hello Me*. También abordo la pregunta común: «¿Quién soy sin Tece?». Y este es otro tema que quizá quieras explorar en terapia o con un amigo, junto con tus ideas de lo que significa estar «completamente recuperada». (Tal vez decidas usar otras palabras para describir tu independencia de tu trastorno de la conducta alimentaria). Quizá te parezca que habrá un enorme vacío en tu vida cuando le des la patada a Tece. De hecho, durante un tiempo puedes sentirlo así, pero la parte más apasionante de la recuperación es llenar ese vacío de vida. Cuando entregué mi manuscrito de *Goodbye Ed, Hello Me*, agradecía vivir en paz y alegría y, a diferencia de antes, Tece no estaba por ninguna parte. Mientras que el tema de los trastornos de la conducta alimentaria tiene mucho que ver con mi actividad profesional, el mío ya no existe. A menudo digo que estoy recuperada de mi trastorno de la conducta alimentaria, pero no de la vida. Me queda mucho que aprender, lo que es estupendo porque escribo, hablo y canto sobre eso. Pienso utilizar la terapia como herramienta durante años; incluso he encontrado a un fantástico terapeuta aquí, en Austin. Hablamos mucho de cultivar las relaciones y de un hombre especial en mi vida ¡que no se llama Tece! También comentamos que debo dejar más espacio en mi vida para las pasiones, incluida la música. Me enamoré perdidamente de escribir libros durante el proceso de creación de *En paz con la comida*. Un regalo de la recuperación es ver que tu vida se desarrolla con sueños y deseos que ni siquiera habrías podido imaginar. De pequeña, miraba los libros y pensaba: «Qué aburrido; ¿quién querría escribir algo así?». Pues resulta que yo. Desde que empecé, he dedicado gran parte de mi tiempo a temas relacionados con los libros. He comenzado a entender que el tiempo para la música o para otras actividades no aparecerá mágicamente, sino que debo buscarlo. En eso estoy. Parte de este proceso ha sido lanzar e interpretar canciones de mi primer álbum titulado *phoenix, Tennessee* (<JenniSchaefer.com/music>) por la mítica ave fénix que renace de sus cenizas. Que yo sepa, no hay ninguna ciudad que se llame Phoenix en Tennessee, que es otra pregunta que suelen hacerme. Por cierto, si quieres saber algo sobre mí, entra en mi web, Facebook, Twitter, Pinterest, etc. (véase «Recursos», al final del libro, para los enlaces). Por supuesto, no te costará encontrarme. No tengo palabras para expresar cuánto agradezco que muestres interés por mi trabajo y por este libro.

Me hace muchísima ilusión decir que, cuando *En paz con la comida* llegó a las librerías hace unos diez años, estaba muy implicada en mi recuperación y seguía avanzando. Era agradable hacer honor a las palabras que había escrito (las conoçía de sobra después de leer el libro tantas veces). Nunca es tarde para elegir la vida. Como he dicho, tuve que elegir la recuperación otra vez —y otra— y eso lo cambió todo. ¿Qué elegirás tú?

Para los hombres

«No me parecía que mi experiencia como hombre fuera muy distinta, si lo era, a la de las mujeres que sufrían un trastorno de la conducta alimentaria. Durante el tratamiento, era el único hombre de mi grupo de apoyo, pero nuestras experiencias tenían un parecido sorprendente y nos llevábamos muy bien», dice Adam Lamparello, autor de *Ten-Mile Morning: My Journey Through Anorexia Nervosa* [Diez millas por la mañana: mi viaje por la anorexia nerviosa]. Y esta idea de buscar similitudes en vez de diferencias es una poderosa herramienta de recuperación. Según la National Eating Disorders Association (NEDA), existe un amplio consenso en que los trastornos de la conducta alimentaria en los hombres son clínicamente similares a la enfermedad en las mujeres. De hecho, también según la NEDA, los hombres padecen trastornos de la conducta alimentaria que son tan graves como los que se observan en las mujeres y reaccionan al tratamiento de forma parecida. Así pues, es lógico que muchos niños y hombres que se han recuperado, como Adam, tomaran la importante decisión de no «comparar y desesperar», sino que hicieran todo lo posible por centrarse en las similitudes en un mundo que, por lo que se refiere a estos trastornos, aún ofrece más recursos a las mujeres que a los hombres. Dado que estás leyendo el libro, sospecho que ya sabes mucho de buscar semejanzas, y te felicito por ello.

Cuando escribí *En paz con la comida*, se pensaba que alrededor del 10 por ciento de las personas que padecían un trastorno de la conducta alimentaria eran hombres. Según la NEDA, investigaciones más recientes indican que hasta una de cada tres personas con un trastorno de la conducta alimentaria es del sexo masculino. Lo cierto es que estos trastornos no discriminan en razón del género, la edad, la cultura, la etnia, la orientación sexual, el nivel socioeconómico ni por ningún otro factor. Aun así, algunos hombres me han dicho que les da miedo buscar tratamiento para una enfermedad que se supone femenina porque creen que podría significar que son «débiles» o «anormales» en algún aspecto. No obstante, es evidente que los trastornos de la conducta alimentaria no afectan solo a las mujeres, como demuestra el hecho de que cada vez haya más centros de tratamiento con programas específicos para hombres. (Un navegador de la NEDA —véase «Recursos para los hombres», al final de este apartado— te ayudará a conectar con estos programas).*
Si eres hombre y tienes problemas, pedir ayuda no debe avergonzarte. De hecho, hacerlo es un acto de valentía. Eres fuerte y, por supuesto, no tienes nada de anormal. Padeces un trastorno de la conducta alimentaria potencialmente mortal que pretende convencerte de lo contrario. Michael Elmer, que con veinticinco años ha luchado tanto contra la anorexia como contra la bulimia, afirma: «Por cada hombre que busca tratamiento, hay un héroe más que da la cara».

---

* Para los recursos de España y Latinoamérica, véase el «Apéndice» al final del libro. *(N. de la T.)*

Una de las principales razones para añadir este apartado a *En paz con la comida* es decirte que no estás solo. Vic Avon, autor de *Destroying the Monster: Lessons Learned on the Path to Recovery* [Destruir el monstruo: lecciones aprendidas en el camino de la recuperación], afirma: «Estaba casi seguro de que no había nadie como yo». He conocido a muchos hombres que una vez creyeron que estaban solos y que, desde entonces, han hallado la libertad. Algunos han hablado en público de su experiencia y otros me han contado su emotiva historia a través de la red o en charlas. Ron Saxen, autor de *The Good Eater: The True Story of One Man's Struggle with Binge Eating Disorder* [El buen comedor: la verdadera historia de la lucha de un hombre solo contra el trastorno por atracón], no solo ha ayudado a difundir la realidad de que los hombres también padecen trastornos de la conducta alimentaria, sino también a sensibilizar sobre el trastorno por atracón. El orador y autor Troy Roness, entre sus labores de apoyo, colabora como voluntario con Males Owning Recovery from Eating Disorders (MORE [hombres comprometidos con recuperarse de los trastornos de la conducta alimentaria]), un programa en línea de apoyo gratuito de la web MentorCONNECT. Además, en mi último libro, *Almost Anorexic* (<Jenni Schaefer.com/books/almost-anorexic>), además de relatos motivadores de mujeres incluyo otros de hombres.

Para reforzar tu red de apoyo durante la recuperación, te recomiendo que eches un vistazo a los recursos que figuran al final de este apartado. Muchos de los hombres sobre los que he escrito aquí estarían encantados de saber de ti. También puedes echar mano de cualquier otro apoyo positivo y ayuda profesional que encuentres, aunque sea otro libro escrito por una mujer. Como he dicho, y como quizá estés experimentando, encontrar nuestros puntos en común nos hace libres. Demostrar que somos distintos solo nos impide avanzar, tema sobre el que escribí en mi segundo libro, *Goodbye Ed, Hello Me* (<JenniSchaefer.com/ books/goodbye-ed-hello-me>) a partir de mi experiencia personal. Aunque era una mujer que iba a terapia con muchas otras, creé una larga lista de todas las cosas en las que era muy «distinta». No pude mejorar hasta que dejé de ampliar esa lista. E incluso empecé a tachar cosas. Con el tiempo, el efecto acumulativo de esa clase de acciones en favor de la recuperación me llevó a independizarme de Tece y a contar mi historia.

Me complace profundamente saber que *En paz con la comida* ha ayudado tanto a hombres como a mujeres en estos últimos diez años. Te identifiques o no con llamar Tece a tu trastorno de la conducta alimentaria, espero que hayas conectado con la esperanza que encierran mis palabras. Algunos hombres que han leído mis libros han decidido poner otros nombres a su trastorno de la conducta alimentaria, como Ana (abreviatura de *ana*rexia), Mía (abreviatura de buli-*mia*) o Rex (abreviatura de ano-*rex*-ia). Independientemente de cómo lo llames, o incluso si decides no ponerle ningún nombre, te aseguro que puedes mejorar. La recuperación completa es posible para todos.

Recursos para los hombres:*

Navegador de la NEDA
<nationaleatingdisorders.org/neda-navigators>

* Para los recursos de España y Latinoamérica, véase el «Apéndice» al final del libro. (*N. de la T.*)

Para familiares, amigos y otras personas de apoyo

¿Alguna vez has intentado hablar con Tece utilizando la lógica y el sentido común? En ese caso, quizá hayas acabado con la sensación de que has perdido la cabeza. Tece es experto en hacerte luz de gas. No puedes razonar con él y, cuanto más lo intentas, más irracional te sientes. Eso es lo malo. Lo bueno es que, para apoyar a una persona en su recuperación, no tienes que razonar con Tece. Si tu ser querido dice que Tece le grita «Serás un desastre si comes hoy», aunque no entiendas la lógica del argumento, créete la experiencia y bríndale cariño y apoyo.

Cuando envié un borrador de este apartado a mi madre, me respondió: «Tu padre y yo aún no comprendemos del todo los trastornos de la conducta alimentaria. Pero siempre te entendimos a ti y nos creímos lo que nos contabas y cómo te sentías. Apoyar en todo es el papel de la familia y los amigos, ¿no?». Sí, por supuesto. Nota importante: he escrito tres libros sobre mi experiencia y mis padres aún no terminan de entender la enfermedad. Aun así, mejoré, y tu ser querido también puede hacerlo.

Recuerda que estáis en el mismo bando. Tece hará lo posible para que parezca que estás en guerra con tu ser querido, pero en realidad la batalla es con él. A veces puede darte la impresión de que la persona a la que ayudas ha sido secuestrada por Tece. Al principio, cuando aún negaba mi enfermedad, estaba convencida de que yo era mi trastorno de la conducta alimentaria. «Es lo que soy». Carecía de herramientas para verlo como una entidad distinta que tenía control sobre mí. Cuando fui consciente de la existencia de Tece, con el tiempo pude reconocer que estaba intentando controlarme la vida, pero aún no tenía fuerza para hacer nada al respecto. Finalmente, con la ayuda de profesionales de la salud, familiares y amigos, me sentí preparada para intentar romper las cadenas y ser libre.

En las charlas que doy por todo el mundo, a veces represento la escena de la silla descrita en las primeras páginas de *En paz con la comida*. Narra la primera vez que me separé de Tece en terapia: lo senté en una silla y tuve un diálogo de tú a tú con él. A menudo pregunto a personas del público: «¿Qué hay en tu silla?». Padezcamos o no un trastorno de la conducta alimentaria, todos tenemos algo en nuestra silla. Nadie es inmune a la autocrítica. ¿Cómo te hace sentir tu voz negativa? Imagina que oyes esa voz a todas horas, incluso en sueños, por la noche. Es solo un atisbo de cómo puede ser tener un trastorno de la conducta alimentaria. Como Tece hacía tanto ruido en mi vida, necesitaba que las voces que me brindaban apoyo fueran firmes y constantes y tuvieran el volumen un poco más alto de lo normal (me refiero a decibelios metafóricos).

Hallar las palabras adecuadas es difícil, pero posible. Como se explica en el apartado «Impurezas» del libro, el filtro de Tece intentará contaminar tus bienintencionados argumentos. En general, si no sabes qué decir, prueba con frases como «Vas a mejorar», «Creo en ti» y «Te quiero». A algunas personas con trastornos de la conducta alimentaria les ayuda que sus amigos y familiares les recuerden que deben separarse de Tece diciendo:

«¿Quién habla ahora, Tece o tú?». A otras, esas preguntas les resultarán muy molestas y contraproducentes. Por tanto, tendrás que decir: «¿Qué crees que puede ayudarte?», así como: «¿Qué no?». Ten presente que con el tiempo las respuestas variarán. Al principio de mi recuperación, a menudo quería hablar con mi familia sobre comida y conductas relacionadas. Después de haber pasado tanto tiempo guardándomelo todo, era un gran alivio poder compartir mi secreto. Pero más adelante, cuando estaba bien conectada con profesionales de la salud y mi grupo de terapia, ya no quise hablar tanto de comida con mi familia; necesitaba que conversáramos sobre mi vida más allá de Tece. Conozco a familias a las que les ha resultado útil establecer determinados momentos del día o de la semana para hablar (y no hablar) de Tece. Cuando un hijo que padece un trastorno de la conducta alimentaria aún vive en casa, a veces los padres no tienen más remedio que hablar de comer. En esos casos, a algunos les ha ido bien preguntarle: «¿De qué manera podemos apoyarte más cuando hablamos de la comida?».

¿Qué más puedes hacer?

- Dar ejemplo comiendo de manera equilibrada y proyectando una imagen corporal positiva, cuidándote y tratándote bien. Piensa en las instrucciones de un asistente de vuelo justo antes de despegar: «Pónganse la mascarilla de oxígeno antes de ayudar a los demás». Relacionado con los trastornos de la conducta alimentaria, esto significa que obtengas apoyo a fin de estar en plena forma para tu ser querido. Ponte en contacto con la National Eating Disorders Association's Parent, Family, and Friends Network (PFN [red de padres, familiares y amigos de la asociación nacional de trastornos de la conducta alimentaria]) en <nationaleating

disorders.org/parent-family-friends-network>.* Conversa
en línea con Families Empowered and Supporting Treatment
of Eating Disorders (FEAST [familias empoderadas en apoyo del tratamiento de los trastornos de la conducta alimenta-
ria]) en <feast-ed.org>. Si tu pareja padece uno de estos
trastornos, infórmate en Uniting Couples in the Treatment of
Anorexia Nervosa (UCAN [unir parejas en el tratamiento de
la anorexia nerviosa]) en <unceatingdisorders.org/ucan>.

- Ayudar a tu ser querido a recibir asistencia profesional con-
tinuada. Busca apoyo profesional y obtén distintas opinio-
nes, preguntando a los profesionales si utilizan enfoques
empíricos (tratamiento basado en la familia para la anorexia y terapia cognitivo-conductual para la bulimia y los
trastornos de la conducta alimentaria no especificados),
que cuentan con un importante respaldo científico. Ten
siempre presente que hay más de una manera de tratar un
trastorno de la conducta alimentaria; cada persona necesita
un plan de tratamiento individualizado. Asegúrate de que
el apoyo nutricional forma parte de cualquier programa.
Después de todo, la comida es la mejor medicina. Para
obtener orientación sobre cómo buscar ayuda, el programa
NEDA Navigators (<nationaleatingdisorders.org/neda-na
vigators>), que forma parte de la red PFN mencionada, puede ponerte en contacto con un voluntario capacitado que
tenga experiencia en enfrentarse a Tece.
- Poner a tu ser querido en contacto con alguien que se haya
recuperado de su trastorno de la conducta alimentaria (el
programa NEDA Navigators también puede ayudarte).

* Para los recursos de España y Latinoamérica, véase el «Apéndice» al
final del libro. (N. de la T.)

Además de motivarte, una persona recuperada está en una posición única para ser más directa en ciertas cuestiones fundamentales. Por ejemplo, «Come y ya» puede parecer condescendiente e insensible en labios de quien nunca ha padecido un trastorno de la conducta alimentaria. Pero como escribí en *Goodbye Ed, Hello Me* (<JenniSchaefer. com/books/goodbye-ed-hello-me>), esas cuatro palabras —cuando las pronuncian personas que han estado ahí— pueden motivar. Cuando mis compañeras de terapia de grupo acabaron diciéndome «Come y ya», les hice caso y di un paso hacia la plena aceptación de la comida.

- No echarte la culpa. Mis padres no causaron mi trastorno de la conducta alimentaria, sino que hicieron todo lo posible para ayudarme en mi recuperación. Soltar la culpa te pondrá en mejor situación para ayudar a tu ser querido. Para ello quizá te ayude conocer la base genética de los trastornos de la conducta alimentaria. Como expongo en mi último libro, *Almost Anorerix* (<JenniSchaefer.com/ books/almost-anorexic>), las investigaciones parecen indicar que entre el 50 y 80 por ciento del riesgo de desarrollar un trastorno de la conducta alimentaria se debe a cuestiones genéticas.

- Seguir aprendiendo. Lee libros similares a este que pueden darte una visión de cómo funciona la mente de una persona con un trastorno de la conducta alimentaria. Si tú y tu ser querido os identificáis con mi experiencia, quizá quieras echar un vistazo a mis otros dos libros. También existen algunos escritos para familiares y amigos.

Jamás me habría recuperado sin la ayuda de mis maravillosos familiares y amigos. Yo perdí la esperanza muchas veces. Ellos jamás. En algunos momentos, parecía que estuviéramos corriendo una carrera de relevos —de fondo más que de velocidad—, en la que yo podía pasar el testigo cuando me cansaba. Se lo daba a mi madre, a mi padre, a mis hermanos y a mis amigos. No importa qué ocurriera. Por más que me cayera, ellos siempre decían: «Tú puedes». Y al final llegué a la meta. La recuperación completa de un trastorno de la conducta alimentaria es posible.

Es importante señalar que no acabé la carrera y me independicé de Tece un día concreto, pero todo se ve más claro con la perspectiva que ofrece el tiempo. Al repasar mi vida y reflexionar sobre el proceso años después, me di cuenta de que estaba recuperada. Mi familia lo vio antes y me dijo: «¡Caramba, Jenni! Estás mucho mejor». Hoy las palabras «Tece» y «trastorno de la conducta alimentaria» no forman parte de nuestras conversaciones, a menos que hablemos de uno de mis libros. Sí, se llega a estar así de bien. Mi familia está más sana, feliz y fuerte que nunca. Y tú también puedes conseguirlo.

IDEA DE EJERCICIO PARA COMENTARLA
CON TU SER QUERIDO

Muchas personas que padecen un trastorno de la conducta alimentaria me han dicho que las ha ayudado leer este libro, subrayar las partes con las que se identifican más y después pasar el ejemplar a un familiar o amigo. De ese modo, tú no solo conocerás mi experiencia personal, sino que también tendrás una noción más clara de las partes de mi historia con las que tu ser querido se siente más identificado. Otras prefieren leer el libro en grupo cada mañana o cada noche, en voz alta, turnándose en cada apartado.

Para los profesionales

No reconocí la voz de Tece en mi vida hasta que personas como vosotros me dijeron: «Jenni, no tienes que seguir haciéndole caso». De esa forma, me disteis voz. Habéis hecho posible que muchísimas personas no solo encuentren su voz, sino que también recuperen su vida. Aunque con los años no tengáis noticias de todas las personas a las que habéis tratado, os aseguro que habéis contribuido de manera decisiva a muchos diplomas, matrimonios, amistades, relaciones, nacimientos y otras situaciones apasionantes. Lo que hacéis lo cambia todo: gracias.

En esta última década, muchos terapeutas, dietistas, médicos y otros profesionales me han explicado cómo incorporan *En paz con la comida* a su práctica. Asimismo, personas con trastornos de la conducta alimentaria se han puesto en contacto conmigo para hablarme de cómo sus equipos de tratamiento utilizaron este libro para ayudarlas. Como no estoy a diario al pie del cañón trabajando con quienes batallan con estos trastornos, lo lógico es que os pase la información. Espero que algunos conceptos, herramientas y ejercicios mencionados aquí os sean útiles en vuestro trabajo. Por supuesto, muchas de estas ideas también pueden aplicarse a otros libros positivos orientados a la recuperación.

1. Separarse del trastorno de la conducta alimentaria

Mucho antes de que se publicara *En paz con la comida*, profesionales de la salud de todo el mundo ya utilizaban el concepto de separar la enfermedad de la persona. En *Treatment Manual for Anorexia Nervosa: A Family-Based Approach* [Manual de tratamiento de la anorexia nerviosa: un enfoque basado en la familia], el psiquiatra James Lock y sus colaboradores apuntan que «Haciendo hincapié en que la AN [Anorexia Nerviosa] no es idéntica a la paciente, el terapeuta puede centrarse en el apoyo a la adolescente en desarrollo, al tiempo que distingue la AN como un problema que padece la paciente. Esta estrategia es clave para mantener el diálogo con la adolescente mientras se combate la AN». Por lo que me han dicho, *En paz con la comida* ha ayudado a algunos pacientes a entender esta idea y a sacarle más provecho. Gran parte del libro se escribió para ayudar a las personas a separar su identidad de la de su trastorno de la conducta alimentaria. Para lograrlo, lo que puede ser muy beneficioso al principio de la recuperación, muchos profesionales de la salud tienen una «silla para Tece» en su despacho y han animado a algunos pacientes a tener otra en casa. Como parte de su tratamiento, algunos pacientes han decorado juntos una silla para Tece a fin de recordarse que tienen que hacer sitio para su personalidad única. Dialogar con Tece, lo que se ilustra a lo largo de todo el libro y en un ejercicio concreto en la cuarta parte, es muy efectivo para ayudar a las personas a separarse de su enfermedad. Al principio de mi recuperación, escribir conversaciones con Tece me permitía reorientar la ira dirigida a mí hacia el trastorno de la conducta alimentaria. Más adelante, como menciono en el epílogo, dejé de pelearme con Tece y empecé a centrarme más en quererme y en tratarme con compasión.

2. No echar la culpa a Tece y más sobre la separación

«Por supuesto, mi trastorno de la conducta alimentaria nunca fue un hombre llamado Tece que me seguía día y noche, pero sin duda lo parecía. Tece representaba una serie de creencias que aprendí después de nacer. A diferencia de otros modelos de recuperación, me di cuenta de que Tece no era un aspecto de mi verdadero yo, de manera que mi objetivo siempre fue separarme de él. La efectividad de los distintos modelos y herramientas de recuperación variarán según la persona», explico en *Goodbye Ed, Hello Me* (<JenniSchaefer.com/books/goodbye-ed-hellome>). En ese libro (y en el epílogo de este), también aparece una cuestión clave con respecto a Tece y a responsabilizarse de la propia recuperación que me apuntó por primera vez la terapeuta matrimonial y familiar Carolyn Costin, autora de *Your Dieting Daughter* [Tu hija a dieta], entre otros libros. Gracias a Carolyn, «no echar la culpa a Tece» es ahora una parte importante de mi trabajo. Una de las razones para separarse de Tece es ponerse en situación de tomar decisiones y actuar en favor de la recuperación, no escudarse en «Tece me ha obligado a hacerlo».

3. Separarse de doña Perfecta y otras voces

Esta técnica de externalización se ha aplicado al perfeccionismo («doña Perfecta»), al alcoholismo («Al») y a la nicotina («Nic»). Con los años, algunas personas me han contado sus historias personales acerca de «Addy», adicción. En charlas recientes, he hablado de Ani, que representa la parte «*anti*-relación» de mí que solía luchar a brazo partido para seguir sola y aislada. Como sabes, quienes padecen trastornos de la conducta alimentaria son muy creativos y pueden pensar en nombres innovadores si se les anima. Algunas personas emplean herramientas y ejercicios de separación con el TOC (Trastorno Obsesivo-Compulsivo) y el TEPT (Trastorno de Estrés Postraumático). Muchas han tenido conversaciones con «don TOC», por ejemplo.

4. Superar la fase de negación y llegar a la aceptación

Me ha alegrado saber que *En paz con la comida* se ha utilizado para ayudar a algunas personas a superar la fase de negación. Según parece, es difícil que alguien niegue que tiene un trastorno de la conducta alimentaria cuando lee sobre Tece y se da cuenta de que piensa como él en casi todo. Mucha gente reconoce que lo que al principio creía que era una simple «peculiaridad» o «manía» de su forma de comer es, de hecho, la conducta que describo en relación con una enfermedad potencialmente mortal. La trabajadora social clínica Susie Hair sugiere a sus clientes que lean el apartado «Las reglas de Tece» de la primera parte para ayudarles a aceptar que tienen un trastorno de la conducta alimentaria. Explicó: «También pido a mis pacientes que hagan una lista de todas las reglas de Tece. Si no creen padecer un trastorno de la conducta alimentaria, les digo que hagan una lista de sus reglas acerca de la comida, el peso y la talla. Eso también les abre los ojos y les ayuda a salir poco a poco de la negación. Su lista les permite darse cuenta de que ellos no tienen el control; está en manos de Tece». Algunos profesionales piden a sus pacientes que utilicen un rotulador o un bolígrafo con *En paz con la comida* para marcar todas las palabras con las que conectan. Un libro muy subrayado puede tener un gran impacto visual.

5. Mantener la motivación

En las primeras fases de la recuperación, puedes pedir a tus pacientes que sopesen los pros y los contras de su trastorno de la conducta alimentaria para motivarlos a cambiar. Sin duda, las promesas de Tece (por ejemplo, «¡Te subirá la autoestima si pierdes varios kilos!») parecerán pros. Pero como profesional puedes guiar con cariño a tus pacientes para que comprendan que el maltrato verbal y físico de Tece es un contra enorme. El ejercicio de la sexta parte «Lo bueno y lo malo de Tece» explora este concepto. A medida que avance el tratamiento, cuando un paciente pase por una mala racha y tema estar retrocediendo, he aquí un enfoque único: imagina cómo sería para un paciente que se siente desanimado leer un libro que señala avances que él —no yo ni ningún otro autor— ha experimentado. Eso es lo que hacen algunos profesionales cuando piden a sus pacientes, al principio de su recuperación, que subrayen el libro como he descrito en el punto anterior y, más adelante, les sugieren que lo relean para motivarse. Cuando estas personas ven las palabras que subrayaron en sus primeros días de tratamiento, son conscientes de cuánto camino han recorrido en su recuperación. Algunos profesionales piden a sus pacientes que anoten en el libro lo que piensan y sienten. Tanto hombres como mujeres me han escrito diciendo que, mediante este ejercicio, les asombró ver cuánto habían avanzado. Al releer *En paz con la comida*, ya no se identificaban tanto (o nada) con lo que habían subrayado y escrito.

6. Demostrar que hay esperanza

En paz con la comida suele recomendarse para demostrar que la recuperación es posible. A continuación, algunos profesionales utilizan mi siguiente libro, *Goodbye Ed, Hello Me*, para ir un paso más allá y demostrar que estar «completamente recuperado» puede convertirse en realidad. Las personas que padecen trastornos de la conducta alimentaria, así como sus familias, a menudo creen que mejorar es imposible. Es lógico, ya que muchos no conocen a nadie que se haya recuperado. Así pues, mi historia y las de otras personas pueden ser la prueba de que la recuperación completa está al alcance de todos. Por supuesto, al principio algunos no creerán mi historia (¡yo tampoco lo habría hecho!). Por tanto, es importante conectarlos con más de un libro o historia esperanzadora. Mi última publicación, *Almost Anorexic*, describe el proceso de recuperación de muchas personas, en particular de aquellas con una enfermedad subclínica que creen que no merecen o no necesitan ayuda. Además, el blog de mi web cuenta historias de gente que se ha recuperado de un trastorno de la conducta alimentaria y ha superado las adversidades. Haz clic en la categoría «Dream Big» [Sueña a lo grande] en <JenniSchaefer.com/category/blog/dream-big>. Cuando ve muchos ejemplos, la gente suele empezar a creer. Sé que yo lo hice, aunque al principio despacio.

7. Usarlo como compañero de recuperación

En el mundo digital de hoy, algunos profesionales recomiendan la versión electrónica de *En paz con la comida*. El audiolibro también ayuda. De esa manera, los pacientes pueden llevar siempre encima palabras positivas, incluso en el móvil. Algunas personas con un trastorno de la conducta alimentaria me han dicho que les va muy bien tener tan a mano lo que es, en esencia, una herramienta de recuperación, a la que pueden acceder en situaciones difíciles. Este compañero de recuperación puede ser especialmente útil si pides a tus pacientes que utilicen la técnica de no hacer caso al estímulo (*urge surfing*) o tácticas dilatorias como «Cuando tengas ganas de darte un atracón, espera diez minutos antes de pasar a la acción». Huelga decir que esta idea también puede aplicarse a otros libros, no solo al mío.

8. Aprovechar el poder de la música

Algunos terapeutas ponen en sus sesiones la canción del final de este libro, «Life without Ed» [La vida sin Tece], para iniciar una conversación. Tú y tu paciente podéis escucharla gratis en mi web (<JenniSchaefer.com/music>). También aparece en mi CD *phoenix, Tennessee*, que incluye otros temas motivadores como «She Blames Herself» [Ella se echa la culpa], que trata de cómo superar los abusos sexuales. No hay que subestimar el poder sanador de la música. A muchos les ayuda crear una lista de reproducción con canciones que favorezcan su recuperación. Puede tener una duración determinada (por ejemplo, diez minutos) para reforzar la táctica dilatoria de un atracón mencionada arriba. En general, ponerse música motivadora en el coche puede ayudar a no parar en un establecimiento de comida rápida para darse un atracón. Quienes quieren dejar de hacer ejercicio de manera compulsiva encuentran útil crear una lista de reproducción que dure los minutos prescritos por su médico para hacer ejercicio. Cuando termina, deberían parar.

9. Uso en terapia de grupo

En paz con la comida ha servido como base para numerosos grupos. He aquí una lista de ideas:

- Incluir preguntas de debate descargables de mi web creadas específicamente para cada uno de mis libros (<Jenni Schaefer.com/resources/#resources-for-recovery>).
- Leer un apartado del libro como base para cada sesión de grupo.
- Hacer en grupo un ejercicio terapéutico concreto, como escribir y compartir después la «Declaración de independencia de Tece».
- Pedir a un miembro del grupo que lea un apartado en voz alta y utilizar ese tema para averiguar cómo le va a todo el mundo.
- Escuchar la canción «Life without Ed» y hablar sobre ella. Pedir a los miembros del grupo que lleven otras canciones positivas y motivadoras.

10. Apoyar a los seres queridos

Muchos profesionales piden a los seres queridos que lean este libro para ayudarles a «meterse en la mente» de una persona con un trastorno de la conducta alimentaria. Además de infundir esperanza a familiares y amigos, proporciona información crucial sobre lo dañinos que pueden ser estos trastornos. Mi experiencia deja claro que la enfermedad no es «algo que se pasa». Leer *En paz con la comida* también puede ser un buen modo de que los seres queridos empiecen a separar el trastorno de la conducta alimentaria de la persona que lo padece. De esa manera,

pueden estar todos en el mismo bando luchando contra Tece.
He añadido el apartado «Para familiares, amigos y otras personas de apoyo» como una herramienta para guiar a padres, cón-
yuges, hermanos, profesores, socios, amigos, etc. Además de
pedir a los seres queridos que lean este libro, algunos profesionales aconsejan que la persona con el trastorno de la conducta
alimentaria lea determinados apartados y hable del tema con
sus padres o amigos. Tómese nota también de la idea de ejercicio, escrita para que la utilicen los familiares, de la página 288.

11. Formar a otros profesionales

En paz con la comida es de lectura obligada en muchos programas de formación de profesionales. Es un honor (y una sorpresa) saber que las palabras e ideas que escribí a los veintitantos se
utilizan como herramienta didáctica para que los profesionales
entiendan mejor cómo puede manifestarse un trastorno de la
conducta alimentaria en la mente de una persona. El psicólogo
clínico Michael E. Berrett, coautor de *Spiritual Approaches in
the Treatment of Women with Eating Disorders* [Enfoques espi-
rituales en el tratamiento de mujeres con trastornos de la conducta alimentaria], afirma: «Cada apartado de *En paz con la comida* incluye perlas de sabiduría terapéutica. El diálogo entre
Jenni y su equipo de tratamiento ayuda a los profesionales a conocer mejor las bases de la enfermedad, así como a tener nuevas
ideas para emplearlas con sus pacientes en las sesiones». Desde
luego, no lo planeé cuando escribí el libro, pero estoy agradecida de que sea así.

12. Los mejores apartados y ejercicios para cada caso

Escribí *En paz con la comida* de manera que no tuviera que seguirse un orden concreto al leerlo. Por tanto, en vez de pedir al paciente que se lo lea entero —lo que puede ser apabullante—, los apartados son independientes y pueden utilizarse para lograr objetivos concretos durante la recuperación. Cuando se combina con un diario y terapia regular, leer uno o dos apartados puede influir mucho. El libro se divide en siete partes cuyos temas van desde separar a la persona de la enfermedad (primera) y confrontar la comida (segunda) hasta mejorar la imagen corporal negativa (tercera) y los intríngulis de la recuperación (cuarta). Mientras que las partes quinta y sexta pueden ayudar a superar una recaída, la séptima se centra en la esperanza y la motivación. Por supuesto, los ejercicios del libro también pueden completarse de manera individual. La página de mi web sobre este libro (<JenniSchaefer.com/books/life-without-ed>) incluye ejercicios descargables y, entre los recursos que te ofrezco, verás un test sobre el ejercicio compulsivo respaldado por investigaciones (<JenniSchaefer.com/cet>).

Tanto si eres un profesional al que le exigen leer este libro como si has decidido hacerlo por tu cuenta, gracias. No podría seguir con lo que hago (y adoro) sin tu apoyo. De hecho, muchas personas no serían capaces de vivir de verdad sin tus esfuerzos. Por supuesto, siempre habrá quien no esté muy contento contigo: Tece querría que te jubilaras anticipadamente. Has provocado demasiados divorcios en su vida. ¡Sigue así!

Sentencia de divorcio de Tece*

En la sala de la fortaleza recobrada, _____, _____,
                                         (Ciudad)   *(Provincia)*
_____, **la demandante**
           (Tu nombre)
              vs.   **Nombre del caso:**
         Tece, el demandado   ¡TúPuedes!

Esta causa fue interpuesta para la vista el _____ *(indíquese la fecha)* a instancias de la demandante y, tras su consideración, el Tribunal dicta sentencia como expone a continuación.

El Tribunal declara que las partes contrajeron matrimonio el _____ (indíquese la fecha). El Tribunal también declara que las partes son incompatibles y que la demandante tiene derecho a divorciarse tal como solicita.

Motivos de divorcio
1. Tece es un maltratador, controlador y manipulador.

2. _____

3. _____

Asignación de la patria potestad
Las partes no tienen hijos. Por consiguiente, la comunicación entre ellas no es necesaria. ¡Eso significa que la recuperación completa es posible!

Repartición de los bienes conyugales
ES DE RESOLVERSE Y SE RESUELVE que los bienes conyugales y las deudas de las partes se repartan entre ellas de la siguiente manera:

Tece puede quedarse con su dolor, sufrimiento, mentiras y _____.
La demandante tiene derecho a toda la felicidad, risas, sueños, relaciones y amor.
(Debajo, escribe los regalos que la recuperación ha traído a tu vida).

_____

_____

Firmado
La demandante _____ Fecha _____

Partidarios de este divorcio

Jenni Schaefer

* Disponible en <JenniSchaefer.com/divorce> (en inglés).

«Life Without Ed»*

Letra y música de Jenni Schaefer y Judy Rodman

I was chasing down the image for so long
Of that perfect girl that I just had to be.
She was never quite the one I thought I saw,
How I let that dreadful mirror torture me.

It was killing me to try to look like her,
The amazing woman who could turn each head.
I was losing so much more than all the weight.
My very heart and soul were left unfed.

I called the monster Ed.
He so controlled my head,
Until a greater power spoke the truth —it said.

---

* «La vida sin Tece»: Pasé mucho tiempo persiguiendo la imagen / de la chica perfecta que debía ser. / Nunca era exactamente la que yo veía, / cómo dejaba que el temible espejo me torturase. // Me estaba matando intentar parecerme a ella, / la mujer maravillosa que atraía todas las miradas. / Estaba perdiendo mucho más que todo el peso. / Mi corazón y mi alma se quedaban sin sustento. // Llamé al monstruo Tece. / Me controlaba la mente, / hasta que un poder superior dijo la verdad; dijo. // [ESTRIBILLO:] La vida sin Tece te espera

ESTRIBILLO:

Life without Ed is waiting here for you.
Be strong, keep the faith and you'll see it coming true.
You don't have to just pretend,
All the pain can really end.
You deserve more than the lies that you've been fed.
You can believe in life without Ed.

So I listened to the wisdom sent my way,
And I let the long awakening begin.
I have found such freedom I can truly say
That the image in the mirror is my friend.

I called the monster Ed.
He so controlled my head,
Until a greater power spoke the truth —it said.

REPETIR ESTRIBILLO

---

aquí. / Sé fuerte, no pierdas la fe y verás cómo se hace realidad. / No tienes que fingir, / todo el dolor puede acabarse. / Mereces más que las mentiras que te han dicho. / Puedes creer en una vida sin Tece. // Así que hice caso a la sabiduría que recibí, / y dejé que empezara el largo despertar. / He encontrado tal libertad que puedo decir con certeza / que la imagen del espejo es mi amiga. // Llamé al monstruo Tece. / Me controlaba la mente, / hasta que un poder superior dijo la verdad; dijo. // [REPETIR ESTRIBILLO] // [PUENTE] Cuando las cadenas que ciñen tu libertad son tan fuertes, / cuando crees que es imposible seguir, / porque lo has intentado y no has podido liberarte, / mírame y verás a alguien que lo sabe. // [REPETIR ESTRIBILLO]. *(N. de la T.)*

PUENTE:

When the chains that bind your freedom are so strong,
When you think there is no way you can go on,
Cause you've tried and you've failed to break away,
Look at me and see someone who can say.

REPETIR ESTRIBILLO

Si quieres escucharla o conocer más canciones de Jenni, visita <JenniSchaefer.com/music> o echa un vistazo a su CD, *phoenix, Tennessee*. Para obtener más información sobre Judy Rodman, la profesora de voz de Jenni y coautora de la canción, visita <judyrodman.com>.

Jenni Schaefer

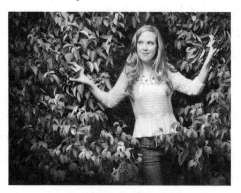

phoenix, Tennessee

Agradecimientos

Quiero dar las gracias a todos los que me han ayudado a recorrer el camino más difícil de mi vida y han seguido a mi lado mientras escribía un libro sobre él.

Quiero dedicárselo a mis padres. Gracias por vuestro amor y apoyo incondicionales durante toda mi vida. Soy muy afortunada de teneros.

Un sincero agradecimiento a mi hermano mayor, Steve Schaefer, y a su mujer, Destiny. Siempre estáis cuando os necesito. A mi hermano pequeño, Jeffery Schaefer, gracias por tu sentido del humor, tu aliento constante y tu inspiradora forma de ver la vida.

Este libro no existiría sin tres personas. Quiero dar las gracias a Thom Rutledge por hacer de mi recuperación un viaje tan divertido, por animarme a escribir un libro y por guiarme a lo largo del camino, así como por sus importantes aportaciones a *En paz con la comida*. Estoy muy agradecida a mi agente, Adam Chromy, y a su entusiasmo por el proyecto y la fe que pone en mí. A mi editora, Michele Matrisciani, gracias por tu ayuda experta y por ver algo especial en el libro desde el principio.

Gracias a todos los profesionales de la salud que me ayudaron a recuperarme: los doctores A. Lee Tucker, Ovidio Bermúdez, Brian Swenson y «Susan» (Reba Sloan y Carol Beck).

Jamás habría podido divorciarme de Tece sin Judy Rodman y Emily Lowe. Judy, gracias por estar ahí con amor, sinceridad y sabiduría sin importar en qué momento me encontrase yo. Y Emily, nunca olvidaré cómo me apoyaste y siempre me animaste a dar un paso más en mi recuperación.

Gracias a todos mis amigos y familiares de Texas. Aunque físicamente no pudisteis estar a mi lado mientras batallaba con Tece, en cualquier instante tenía la posibilidad de llamaros por teléfono, y me ayudasteis a superar muchos momentos difíciles.

Y a las extraordinarias mujeres del grupo de terapia de trastornos de la conducta alimentaria con las que me reunía en Parkwest los lunes por la noche. En gran parte, este libro está inspirado en vosotras. No dejéis de avanzar en vuestra recuperación y hallad la libertad que os merecéis en una vida sin Tece.

Nota especial para la edición del décimo aniversario

En paz con la comida es «la pequeña locomotora que sí pudo», o eso me han dicho quienes trabajan en el mundo editorial. Aunque no escribí este libro pensando en que fuera un éxito de ventas, gracias al entusiasta respaldo de mis lectores a lo largo de los años este trenecito por fin ha llegado a la cima de la montaña. Y con ello me refiero a que ha logrado tocar el corazón de las personas. Un autor no podría pedir más. No lo habría conseguido sin las increíbles muestras de aliento y amor que he recibido de personas que trabajan en el ámbito de los trastornos de la conducta alimentaria, desde los profesionales especializados en ellos hasta los que apoyan e instruyen a quienes los padecen. Gracias por creer en mí desde el primer momento.

Estoy segura de que esta edición de aniversario no existiría sin Kathryn Keil, mi maravillosa editora de McGraw-Hill. Gracias, Kathy, por recibir mis ideas con tanto entusiasmo, ¡aunque a veces cambiaran de golpe! Ann Pryor, agradezco que estuvieras ahí cuando este libro se vio empujado a rodar por esa vía. Al resto del equipo de McGraw-Hill, en especial a Christopher Brown, Stacey Ashton, Susan Moore y Laura Yieh, gracias por vuestra profesionalidad y apoyo incondicional. Linda Loewenthal, de la agencia literaria David Black, te agradezco tu gran tino y la fe que tienes en mi obra.

Un agradecimiento especial a mi amigo y psicólogo clínico Michael E. Berrett por decirme justo lo que necesitaba para escribir esta edición desde el corazón. Y gracias también a mi otra amiga y psicóloga clínica, Jennifer J. Thomas, tus comentarios han sido inestimables. Quiero agradecer a Eric Fluhr, Meg Burton, Jessica Meltzer, Susie Hair, Wynde Pustejovsky y Amy Pettengill que me transmitiesen sus perspectivas únicas, entusiasmo y amor. Adam Lamparello, Vic Avon, Troy Roness y Michael Elmer, sois los mejores. Agradezco que hayáis compartido vuestra historia conmigo, y no digamos ya con el mundo entero.

Muchas gracias al doctor Phil McGraw, Anthony Haskins, Justin Arluck y al resto del equipo de *El show del Dr. Phil*, quienes han apoyado mis libros, además de animar a millones de personas a buscar ayuda y recuperarse.

A Lynn Grefe y a todo el equipo de la National Eating Disorders Association (NEDA, Asociación Nacional de Trastornos de la Conducta Alimentaria), sois a quienes acude la gente cuando decide buscar ayuda. Gracias por contestar a todas las llamadas y por respaldar mi labor. Susie Roman, Maggi Flaherty y Ellen Domingos, ha sido un honor participar en vuestros maravillosos programas durante años.

También quiero expresar mi agradecimiento a todos los que alguna vez me han invitado a dar una charla. Gracias a vosotros he podido conectar con gente que ha leído mis libros, lo que ha enriquecido muchísimo mi vida tanto personal como profesionalmente.

Tú, lectora, lector, eres la razón por la que puedo hacer lo que hago. Darte las gracias no es suficiente.

Todas las personas reseñadas forman parte de la locomotora que ha empujado montaña arriba *En paz con la comida*. Habría incluido más nombres, pero tenía un espacio limitado para los agradecimientos. Quizá mis palabras no sean perfectas, pero me habéis enseñado que ser perfecta no importa. Gracias también por eso.

Recursos

La siguiente lista solo es una muestra de los recursos que existen. Para conocer más, visita <JenniSchaefer.com>.*

OBTENER AYUDA: ORGANIZACIONES DE APOYO

National Eating Disorders Association (NEDA)
<myneda.org>
Chatea en línea con un voluntario formado o llama a la línea de ayuda (800) 931-2237. Busca recursos y apoyo en tu localidad.

Academy for Eating Disorders (AED)
<aedweb.org>

Beating Eating Disorders (Beat)
<b-eat.co.uk> (Reino Unido)

Binge Eating Disorder Association (BEDA)
<bedaonline.com>

---

* Para los recursos de España y Latinoamérica, véase el «Apéndice» al final del libro. *(N. de la T.)*

Butterfly Foundation for Eating Disorders
<thebutterflyfoundation.org.au> (Australia)

Eating Disorder Hope
<eatingdisorderhope.com>

Families Empowered and Supporting Treatment of Eating Disorders (F. E. A. S. T.)
<feast-ed.org>

FINDING*balance*
<findingbalance.com>

International Association of Eating Disorders Professionals Foundation (IAEDP)
<iaedp.com>

Multi-Service Eating Disorders Association, Inc. (MEDA)
<medainc.org>

National Eating Disorder Information Centre (NEDIC)
<nedic.ca> (Canadá)

CONÉCTATE CON OTRAS PERSONAS: APOYO GRATUITO

Eating Disorders Anonymous: reuniones de los doce pasos
<eatingdisordersanonymous.org>

MentorCONNECT: Global Mentoring Community
<mentorconnect-ed.org>

National Association of Anorexia Nervosa and Associated Disorders (ANAD): grupos de apoyo
<anad.org>

Something Fishy: apoyo en línea
<something-fishy.org>

AYUDA PARA COSTEAR EL TRATAMIENTO

Recursos de la NEDA sobre seguros
<myneda.org/insurance-resources>

EDReferral.com: ideas de pago alternativas
<edreferral.com/research.htm>

F. R. E. E. D. Foundation (For Recovery and Elimination of Eating Disorders): becas
<freedfoundation.org>

Kirsten Haglund Foundation: becas
<kirstenhaglund.org>

Manna Fund: becas
<mannafund.org>

Project HEAL (Help to Eat, Accept and Live): becas
<theprojectheal.org>

CONOCE MÁS SOBRE LA LABOR DE JENNI

<JenniSchaefer.com>
Escucha música, lee artículos y preguntas frecuentes, descárgate herramientas de recuperación y conéctate al reel de Jenni, así como a otros vídeos. Consulta su calendario de eventos; le encantaría conocerte. ¡Suscríbete a su boletín para recibir inspiración en tu bandeja de entrada!

Blog de Jenni
<JenniSchaefer.com/blog>

Libros de Jenni
<JenniSchaefer.com/books>

Almost Anorexic, con la facultad de Medicina de Harvard
<almostanorexic.com>

Dream Big [Sueña a lo grande]: cuenta *tu* historia
<JenniSchaefer.com/dream-big>

Joyas de Tece
<sarah-kate.com>

The Official Recovered.® Store
<recoveredstore.com>

CONÉCTATE CON JENNI: REDES SOCIALES

<Facebook.com/LifeWithoutEd>
Jenni hace lo posible por responder a todos y cada uno de los mensajes que se publican en su muro.

<Goodreads.com/JenniSchaefer>
Únete a una comunidad de personas que adoran los libros.

<LinkedIn.com/in/JenniSchaefer>
Obtén más información sobre el trabajo de Jenni en esta red para profesionales.

<Pinterest.com/JenniSchaeferTX>
Echa un vistazo a los vídeos, música, artículos y más.

<Twitter.com/JenniSchaefer>
Mantente al día en información sobre recuperarse y realizarse en la vida.

APÉNDICE

Recursos en España y Latinoamérica

ESPAÑA

Asociación en Defensa de la Atención a la Anorexia Nerviosa y Bulimia (ADANER)

Organización no gubernamental sin ánimo de lucro comprometida con los trastornos de la conducta alimentaria que realiza su trabajo a través de actividades de apoyo al tratamiento, investigación, formación, reivindicación, prevención y sensibilización. También proporciona información sobre ayudas (recursos públicos, incapacitaciones, ayudas económicas, etc.).

<http://adaner.org/>
Correos: info@adaner.org; psicologos@adaner.org
Tel.: +34 91 577 02 61

Federación Española de Asociaciones de Ayuda y Lucha contra la Anorexia y la Bulimia nerviosas (FEACAB)

Formada por las asociaciones de diferentes provincias o comunidades autónomas de España, agrupa a más de 20.000 personas afectadas por la anorexia y la bulimia nerviosa, así como a sus familias.

<https://feacab.org/>

Fundación del Instituto de Trastornos Alimentarios (FITA)

Trabaja para mejorar la calidad de la vida de las personas que sufren o están en riesgo de sufrir un trastorno de la conducta alimentaria y la de sus familias mediante proyectos asistenciales, rehabilitadores y preventivos, sensibilizando a la sociedad y promoviendo la investigación para la mejora de los tratamientos y la formación para la calificación de futuros profesionales.

<http://fitafundacion.org/>
Correo: fita@fitafundacion.org
Tel: +34 93 217 62 01

Instituto de Trastornos Alimentarios (ITA)
Red de recursos asistenciales especializados en trastornos de la conducta alimentaria con un modelo terapéutico diferente, integral y multidisciplinar de excelencia en la asistencia, docencia e investigación.

<https://itasaludmental.com/tratamientos/tca>
Correo: infoita@itasaludmental.com
Tel.: +34 900 500 535

Latinoamérica*

Asociación de Desórdenes de la Conducta Alimentaria Costa Rica (Costa Rica)
Sus objetivos son prevenir los trastornos de la conducta alimentaria y sensibilizar sobre ellos ofreciendo información y alternativas de tratamiento interdisciplinario.

<https://www.facebook.com/asociaciondcacostarica/>
Correo: dcacostarica@gmail.com
Tel: +506 8320 3559

* El apéndice sobre Latinoamérica es gentileza de la doctora Eva María Trujillo, especialista en pediatría, medicina del adolescente y trastornos de la conducta alimentaria. Es expresidenta de la Academy for Eating Disorders (AED) y exdirectora fundadora del Capítulo Hispano Latinoamericano de la AED, así como directora y cofundadora de Comenzar de Nuevo A. C.

CAITAB, A.C. (México)
Institución que trabaja en la prevención y tratamiento de los trastornos de
la conducta alimentaria en las áreas educativa, clínica y de investigación.
<www.institutocaita.mx>
Correo: caitab.ac@gmail.com
Tel.: +523 311 366 578

**Capítulo Hispano Latinoamericano de la Academy for Eating
Disorders (AED) (México)**
Grupo multidisciplinario formado por miembros de la AED que hablan espa-
ñol o portugués y comparten la misión de promover el tratamiento, la investigación y la prevención de los trastornos de la conducta alimentaria a través de una participación activa y entusiasta.
<http://mexico-francia.mx/hla/?fbclid=IwAR1FMUWrMEViC7NWNcxr
mNQzUraUXHTrjf9-DXJiKXY-2iJrM2n5T9MeDsE>

Casa Hualpa (Argentina)
Brinda atención interdisciplinaria a personas con trastornos de la conducta
alimentaria y emocionales.
<https://es-la.facebook.com/pages/category/Health---Wellness-
Website/Casa-Hualpa-1619684428149685/>
Correo: mechirino@yahoo.com.ar
Tel.: +54 261 205-5788

Centro AIDA (Chile)
Centro multidisciplinario para el tratamiento de los trastornos de la conduc-
ta alimentaria, también en línea.
<https://www.centroaida.cl/>
Correo: contacto@centroaida.cl
Tel.: +569 93598394 (solo WhatsApp)

Altué (Argentina)
Equipo de profesionales que tratan los trastornos de la conducta alimentaria de manera ambulatoria, contribuyen a su prevención con charlas en es-
cuelas y en la comunidad y brindan cursos de capacitación a profesionales.

Trabajan de forma coordinada con la Fundación Aiglé, una ONG destinada a promover acciones en el campo de la salud y la educación para mejorar la calidad de vida.

<https://www.altuerosario.com.ar/trastornos-de-la-conducta-alimentaria>
Correo: altuerosario@gmail.com
Tels.: fijo: 341 2976405; móvil: 341 2100107

Centro Arboretum (El Salvador)

Reúne un amplio equipo de profesionales de la psicología con formación en distintas áreas y ofrece servicios en terapia educativa y en terapia psicológica individual o familiar. Tratamiento especializado de los trastornos de la conducta alimentaria.

<https://www.centroarboretum.org/>
Correo: gloria.dada@centroarboretum.org
Tel.: (503)25646167

Centro CADDA (Chile)

Ofrece un programa de tratamiento intermedio entre una hospitalización completa y el recurso ambulatorio a personas que padecen trastornos de la conducta alimentaria.

<https://www.caddasaludmental.com/>
Correos: claudia.montebruno@centrocadda.cl; zuleta.macarena@gmail.com
Tel.: +56951139129

Centro de Estudios de la Conducta Alimentaria (CECA) (Chile)

Centro dedicado a investigar, formar y proporcionar atención clínica a personas con trastornos de la conducta alimentaria.

<https://psicologia.uai.cl/centro-investigacion/centro-estudios-la-conducta-alimentaria-ceca/>

Centro Especializado en Desórdenes Alimentarios (CEDA) (Argentina)

Ofrece tratamiento ambulatorio personalizado para los trastornos de la conducta alimentaria con la posibilidad de que sea a distancia.

<https://www.cedaonline.com/>
Correo: ceda@cedaonline.com
Tels.: fijo: 4761 0854; móvil: 15 5656 0064;
Línea gratuita: 0800 888 2944

Clínica Ángeles Trastornos de la Conducta Alimentaria (México)
Primera red de prevención clínica para los trastornos de la conducta alimentaria en México. Ofrece un modelo integral y multidisciplinario para el tratamiento personalizado de cada paciente y su familia.
<https://www.hospitalesangeles.com/clinicaangeles/#>
Correo: informes@clinicaangelestca.mx
Tel.: +52 55 5281 7301

Comenzar de nuevo A. C. (México)
Organización de la sociedad civil cuyos principales fines son el tratamiento, educación, prevención e investigación de los trastornos de la conducta alimentaria y enfermedades relacionadas. Dispone de una línea de ayuda por chat, correo electrónico y teléfono.
<https://comenzardenuevo.org>
Correo: ayuda@comenzardenuevo.net
Tel.: +52 81 13 40 02 75

CAITAB, A.C. (México)
Institución civil que trabaja en la prevención y tratamiento de los trastornos de la conducta alimentaria en las áreas educativa, clínica y de investigación.
<www.institutocaita.mx>
Correo: caitab.ac@gmail.com
Tel.: +523311366578

EQUILIBRIO (Colombia)
Institución formada por un equipo de profesionales en psiquiatría, psicología y nutrición con amplia experiencia como clínicos e investigadores, especializados en el diagnóstico y tratamiento integral de los trastornos de la conducta alimentaria.

\<https://www.programaequilibrio.org/>
Correo: info@programaequilibrio.org
Tels.: +571 805 00 25; +571 6122915; +571 320 8578794

Equipo LIBERTADOR (Argentina)
Equipo integrado por profesionales especializados en la prevención, el diagnóstico y el tratamiento de pacientes con trastornos de la conducta alimentaria y obesidad. También ofrece atención en línea.
\<https://equipolibertador.com.ar/>
Correo: info@equipolibertador.com.ar
Tel: (54 9) 15-3559-2823

Fuera Anorexia (Familias Unidas Educando Respecto de la Anorexia) (Chile)
Página dedicada a informar a padres y familias sobre el manejo de la anorexia. Tiene un blog y también publica en Facebook.
\<https://www.facebook.com/fueranorex>
\<https://fueranorexia.com/>
Correo: nataliemanqui@gmail.com
Tel.: +5699703043

Fundación La Casita (Argentina)
Centro de atención y prevención para adolescentes, jóvenes y sus familias especializado en trastornos de la conducta alimentaria.
\<https://lacasitavirtual.org.ar/>
Correo: acasitalacasita6@gmail.com
Tel.: 11 4914 2545

MATKA (México)
Grupo de especialistas que brindan atención y tratamiento integral a personas con una relación problemática con su cuerpo y la comida y buscan contribuir a la detección temprana de los trastornos de la conducta alimentaria, así como a su prevención e investigación.
\<http://matka-mexico.com>
Correos: ismarrod21@gmail.com; sperlasca@gmail.com
Tels.: +52 55 5401 0163; +52 55 5416 2473

Red de Trastornos de la Alimentación (Argentina)

Red dedicada a la asistencia, prevención, capacitación e investigación de los trastornos de la conducta alimentaria.

Tel.: 4863-8888.

Vida Mujer (Perú)

Institución especializada en la salud psicológica de mujeres, hombres y adolescentes.

Dispone de un equipo multidisciplinario de profesionales que abordan los casos de forma interdisciplinaria y desde un enfoque de género.

<https://www.casavida.org.pe/>

Correo: nellycancion@gmail.com

Tel.: 511016393411

«Para viajar lejos no hay mejor nave que un libro».

EMILY DICKINSON

Gracias por tu lectura de este libro.

En **penguinlibros.club** encontrarás las mejores
recomendaciones de lectura.

Únete a nuestra comunidad y viaja con nosotros.

penguinlibros.club

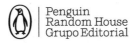